키크는 스트레칭

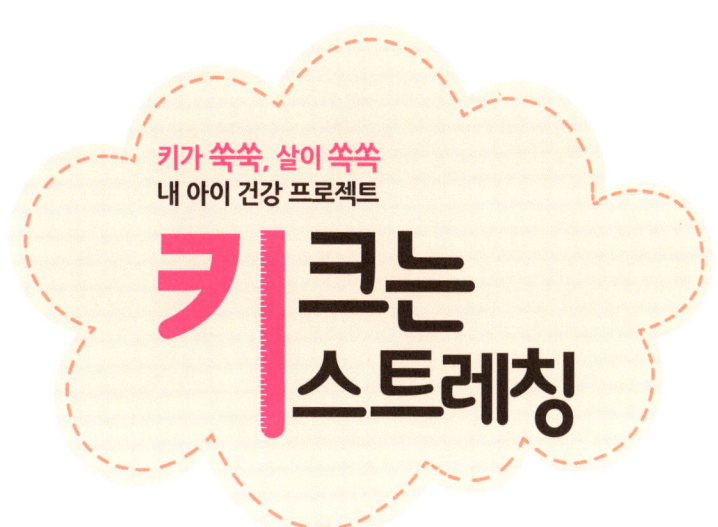

키가 쑥쑥, 살이 쏙쏙
내 아이 건강 프로젝트

키 크는 스트레칭

최민희, 최윤희 지음

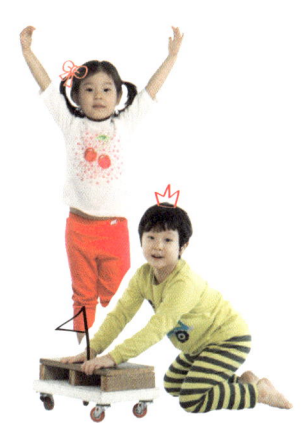

청림Life

Prologue

키도 크고 마음도 커지는 재미있는 스트레칭!

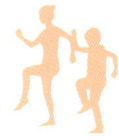

"안데르센의 동화, 바이킹의 나라, 달콤한 데니쉬 쿠키, 덴마크 다이어트 식단, 인어공주, 덴마크 우유……." 덴마크를 떠올리면 연상되는 단어들이다. 그러나 이보다 덴마크를 대표하는 더욱 중요한 키워드가 있는데, 그것은 바로 '교육'이다.

2006년, 덴마크의 첫 이미지는 '순수함' 그 자체였다. 깨끗한 공기, 청결한 도시, 꾸미지 않은 소박함, 자연과의 조화로움 등. 그야말로 안데르센 동화 속 한 장면 같은 덴마크와의 첫 만남은 지금도 잊을 수 없다. 세계 최고의 생활체육 강국임을 자부하는 덴마크의 체육교육은 '리얼 NO.1'이라는 타이틀이 아깝지 않을 만큼 상당히 선진화되어 있었다. 이는 운동 기구 내지는 운동 방법의 선진화를 의미하는 것이 아닌, 운동을 흡수하고 받아들이는 '문화' 그 자체가 선진화되어 있다는 의미다. 그들은 어떠한 목적을 가지고 운동을 하는 것이 아니라 가장 원초적인 의식주 문제처럼 생활 그 자체로 받아들이고 실천하고 있었다. 덴마크와 한국이 이토록 다른 원인은 어디에 있을까?

새로운 운동 방법? 비싼 운동기구? 세련된 시설? 가장 중요한 포인트는 '티칭 방법'에 있었다. 덴마크 스포츠 아카데미에서 사회체육 교육과정을 이수하면서 내가 느낀 바를 한마디로 정의하자면 '조화로움'

이다. 가르치는 사람과 배우는 사람 모두가 완벽하게 이해하고 받아들일 수 있는 '조화로움'! 그리고 이런 상태로 끌어올릴 수 있는 중요한 포인트는 'FUN'에 있었다. 물론 이미 덴마크에서는 운동의 중요성에 대해 인식하고 생애주기에 걸쳐 생활체육이 활성화되어 있기 때문에 모든 제반 상항이나 운영 시스템이 우리와는 근본적으로 다르다. 하지만 수업을 즐겁게 이끌어가는 그들의 티칭법은 고가의 운동기구도 무색하게 만들 만큼 운동에 쉽게 빠져버리게 만드는 매력이 있다.

덴마크의 교육 방법은 생활 속에서 자연스럽게 놀이를 통해 운동을 체득하면서 재미있게 배워나갈 수 있도록 하는 것이 특징이다. 직접 몸을 통해 체득하고 그 경험을 온전히 자기 것으로 만들 수 있도록 이끌어주는 교육 방법, 운동은 하기 싫은 것이 아닌 재미있는 것으로 인식하게 만드는 교육 방법, 주입식이 아닌 터득 방식의 능동적인 교육 방법! 이것이 바로 우리가 덴마크 교육을 예찬하는 이유이다.

이 책은 이러한 덴마크 교육을 근거로 하여 3~7세까지의 아이들이 운동을 '하기 싫은 것', '힘든 것'이라고 인식하는 것을 벗어나 '재미있는 것'으로 느낄 수 있도록 재미있게 구성하였다. 특히 엄마와 함께 끈끈한 스킨십으로 친밀감을 높이고, 이를 통해 신체발달뿐만 아니라 정서발날까지 도모하는 1석 2조의 운동 방법을 제시한다. 아이들의 성장과 교육, 육아 스트레스로 고민하는 엄마들의 짐을 조금이나마 덜어주는 가벼운 운동교육서가 되었으면 한다.

최민희

Home Stretching Manual "이 책을 보는 법"

[단어공부]
엄마와 함께 단어공부를 해요.

[효과]
스트레칭의 효과를 알려줘요.

[놀이 방법]
재미있게 몸을 움직일 수 있도록 알려줘요.

[확인코너]
매일 스트레칭을 하면서 확인을 해요. 14일 후에는 책을 보지 않아도 잘할 수 있어요.

H:Heart 하트

Point 다리의 힘을 길러주고 허리 옆라인을 예쁘게 만들어줘요.

Play 엄마와 함께 하트를 만들어 사랑 표현을 해봐요.

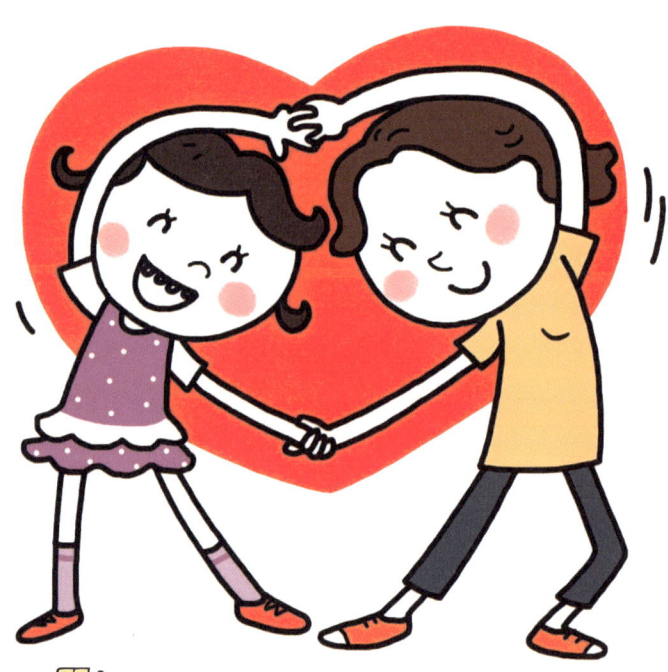

엄마에게 확인받기 꾹!

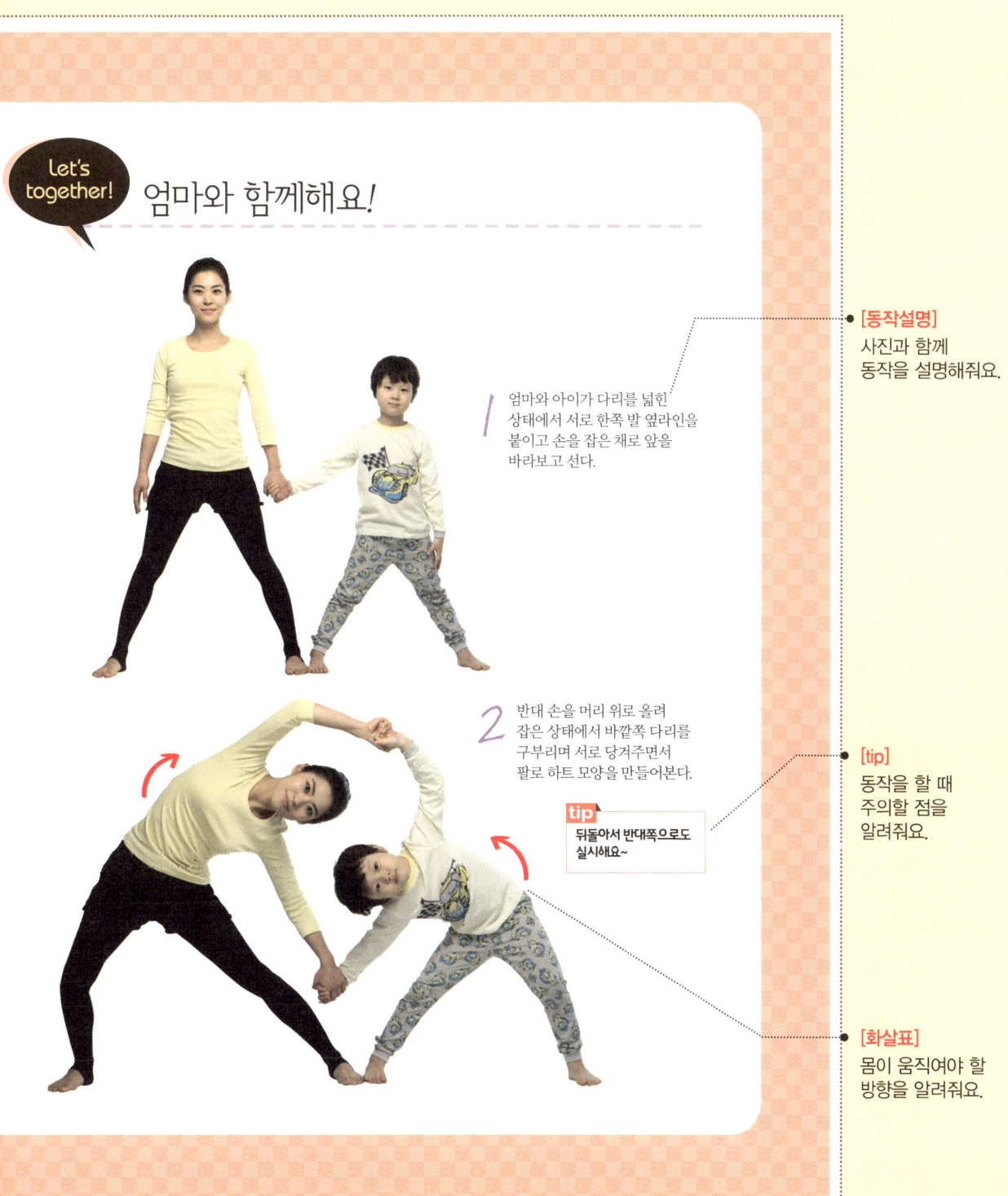

Contents

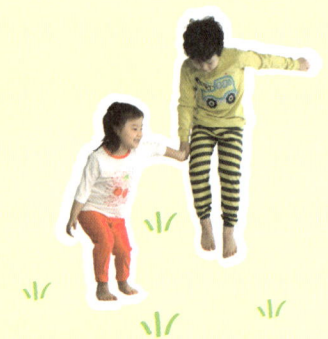

프롤로그 4
이 책을 보는 법 6

 **Chapter01 아이의 몸은 6세 이전에 완성된다**

- 01 우리 아이에게 뚱뚱보라는 타이틀을 주지 마세요! 12
- 02 왜 뚱뚱한 아이들이 늘어나는 걸까요? 14
- 03 아이들의 잘못된 생활습관이 건강을 해쳐요 18
- 04 내 아이도 왕따가 되지 않으란 법이 없어요 20
- 05 아이들에게 운동은 '놀이'여야 해요 22
- 06 우리 아이도 콩나물처럼 쑥쑥 크게 해주세요! 26
- 07 올바른 자세가 균형잡힌 몸매와 키 성장을 도와요 30
- 08 꾸준한 스트레칭으로 아이들의 숨은 키를 찾아주세요 32
- 09 우리 아이도 스트레스를 받아요 36
- 10 아이들은 스트레스에 이렇게 반응해요 38
- 11 아이들의 스트레스를 생산적인 운동으로 전환하세요 42
- 12 덴마크식 교육 배워볼까요? 46
- 13 우리 아이 덴마크식 운동으로 건강하게 키우세요 48

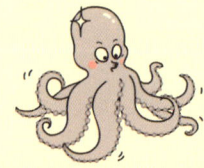

Chapter 02 알파벳으로 배우는 홈 스트레칭

- **A : Arch** 아치 52
- **B : Bicycle** 자전거 54
- **C : Chair** 의자 56
- **D : Duck** 오리 58
- **E : Elephant** 코끼리 60
- **F : Foot** 발 62
- **G : Gorilla** 고릴라 64
- **H : Heart** 하트 66
- **I : Iguana** 이구아나 68
- **J : Jump** 점프 70
- **K : Kick** 킥, 차기 72
- **L : Lift** 들어올리기 74
- **M : Mountain** 산 76
- **N : Neck** 목 78
- **O : Octopus** 문어 80
- **P : Phone** 전화 82
- **Q : Quick** 빠른 84
- **R : Rope** 밧줄 86
- **S : Slide** 미끄럼틀 88
- **T : Triangle** 삼각형 90
- **U : Umbrella** 우산 92
- **V : Victory** 승리 94
- **W : Walk** 걷기 96
- **X : X-body** 엑스 98
- **Y : Yacht** 요트 100
- **Z : Zero** 제로 102

Chapter 03 한글로 배우는 홈 스트레칭

- 가 : 가위 106
- 나 : 나비 108
- 다 : 다리 110
- 라 : 라인 112
- 마 : 마름모 114
- 바 : 바퀴 116
- 사 : 사자 118
- 아 : 아기 120
- 자 : 자라 122
- 차 : 자동차 124
- 카 : 카누 126
- 타 : 타조 128
- 파 : 파랑새 130
- 하 : 하키 132

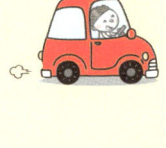

에필로그 134

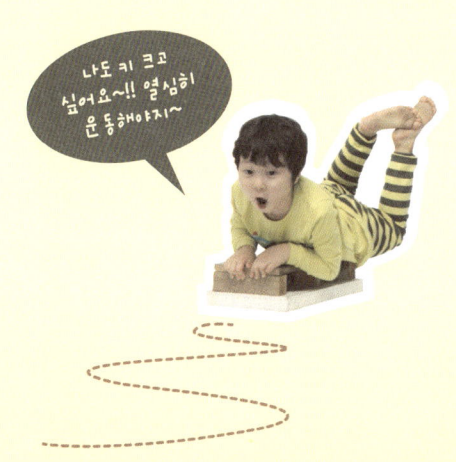

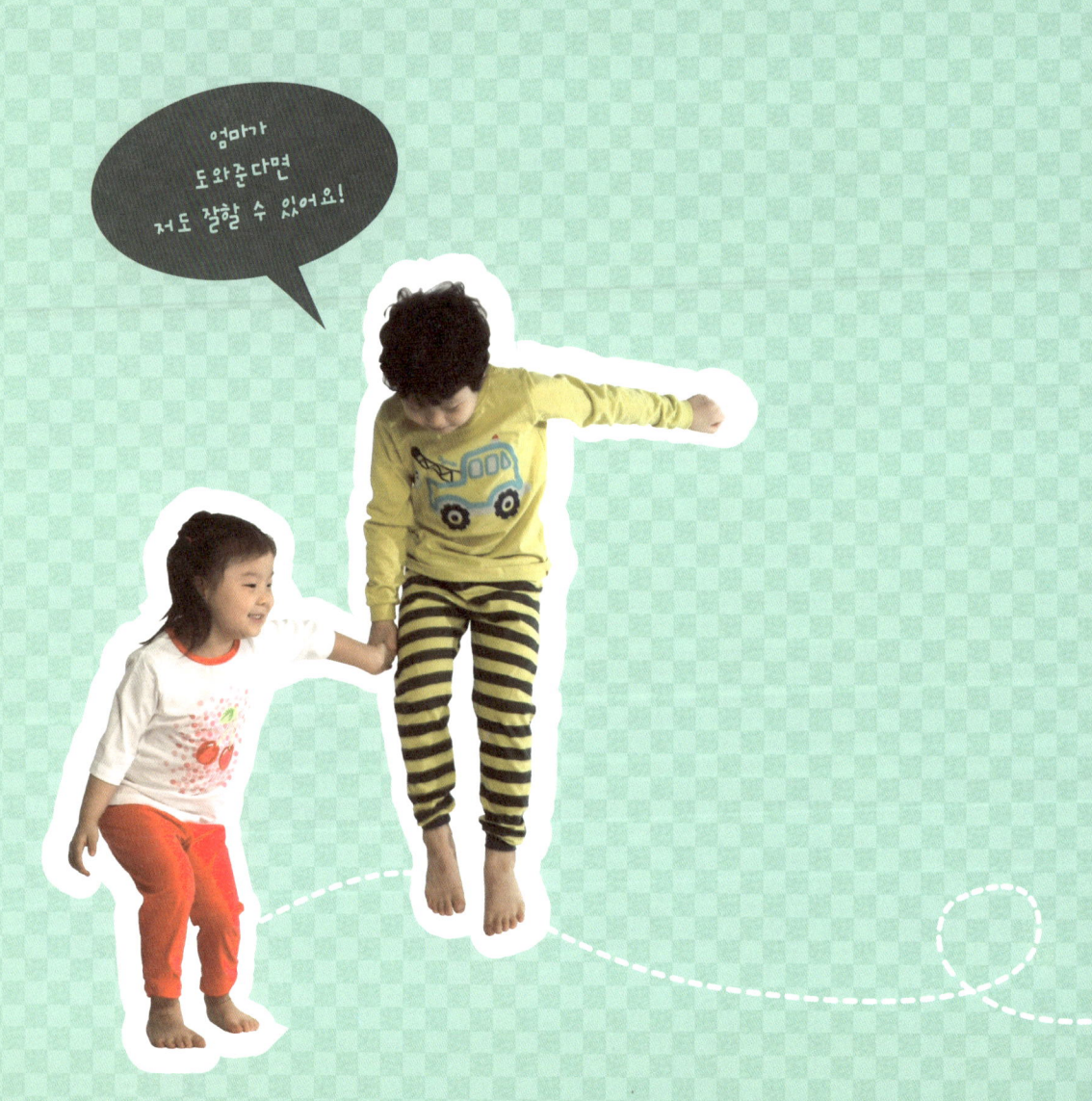

Chapter 01

아이의 몸은 6세 이전에 완성된다

Home Stretching

01 / 우리 아이에게 뚱뚱보라는 타이틀을 주지 마세요!

어릴 때 살은 다 키로 간다? 크면서 살은 저절로 빠진다? 그냥 젖살에 불과하다? 이는 우리 아이가 뚱뚱하다는 것을 방관하는 대부분의 엄마들이 가진 잘못된 생각들이다. 이러한 잘못된 생각이 우리 아이를 비만의 지름길로 인도하고 있다는 사실, 알고 있는가?

소아비만은 다른 시기의 비만보다 더 위험하다. 성인이 되어서도 비만상태를 유지해나갈 확률이 무려 80%를 넘어설 정도다. 아이들이 성장하면서 함께 늘어나는 지방세포는 다이어트의 여부에 따라 그 사이즈는 줄일 수 있으나 그 수는 줄일 수 없다. 따라서 아이들의 비만은 단지 비만에서 그치는 게 아니라 성조숙증을 겪거나 성장판이 빨리 닫히는 등 2차 질환으로 나아가게 된다.

식습관의 문제로 서구화된 식생활을 즐기는 미국이나 유럽의 경우, 이미 소아비만의 문제는 개인의 문제가 아닌 사회문제로 인식할 만큼 그 심각성이 대두되고 있다. 그러나 우리나라는 점점 식탁이 서구화되어감에도 불구하고 뚜렷한 대책이 없는 실정이다. 우리 아이들 역시 소아비만의 위협에서 더 이상 안전하지 않다는 사실을 하루빨리 깨달아야 한다.

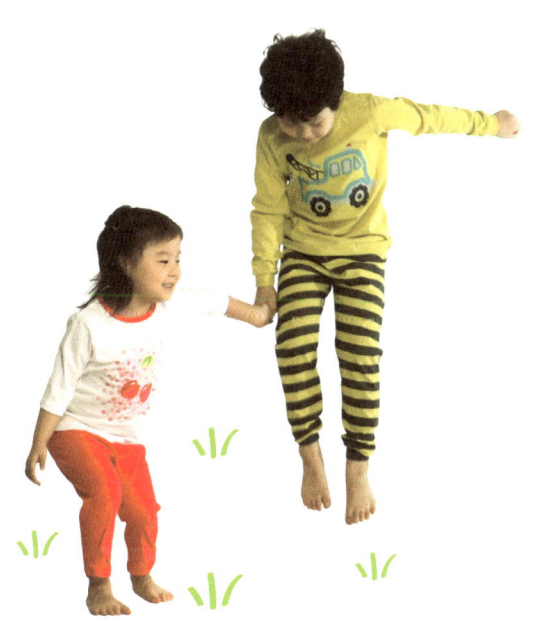

Home Stretching

02 왜 뚱뚱한 아이들이 늘어나는 걸까요?

첫째, 식습관 때문이다.

아이들의 먹거리는 전적으로 엄마의 몫이다. 엄마의 식단이 건강하지 않으면 아이들의 식단 또한 건강할 수 없다는 것을 알아야 한다. 성장기의 아이들에게 가장 중요한 것은 모든 영양소를 고루 섭취하는 일이다. 또한 직접적으로 비만을 유도하는 고열량 음식과 친해지지 않도록 하는 것도 중요하다.

특히 지양해야 하는 음식은 '정크푸드 junk food'이다. 이 정크푸드는 열량이 높지만 그에 비해 영양가는 낮은 패스트푸드나 인스턴트 식품을 총칭한다. 이것이 성장기 아이들에게 백해무익한 이유는 이 시기 아이들은 고르게 영양소를 섭취해야 함에도 불구하고 정크푸드는 비타민, 무기질, 섬유소와 같은 주요 영양분을 거의 가지고 있지 않아서다. 더군다나 비만의 주요 원인이 되는 지방이 대부분인가 하면 설탕과 염분의 함량이 높고 인공첨가물이 대량 함유되어 있어 성장기 아이들에게는 더욱 취약하다. 언론보도에 따르면 미국에서는 정부 차원에서 학교 내 판매 식품에 대한 규정을 준비하고 있다고 한다. 실제 미국 아동 가운데 3분의 1이 과체중이거나 비만으로 집계되는 것에 따른 정크푸드 줄이기 운동의 일환으로 보인다.

안타깝게도 정크푸드의 대부분은 아이들이 열광하는 햄버거, 피자, 치킨, 탄산음료, 감자튀김, 과자, 도넛이나 케이크와 같은 빵 종류가 대부분이다. 좋아하는 것을 무조건 먹지 못하는 스트레스 또한 성장에 있어서 악영향을 끼칠 수 있다. 그러므로 적당한 양 조절과 정크푸드로 인해 부족한 기타 영양소를 다른 음식으로 채워줄 수 있도록 밸런스 있는 식단을 구성하는 엄마의 노력이 필요하다.

둘째, 운동부족 때문이다.
평균 하루 1시간은 충분한 운동이 필요한 아이들에게 집안에서의 생활은 그야말로 창살 없는 감옥과도 같다. 흉흉한 사건들로 인해

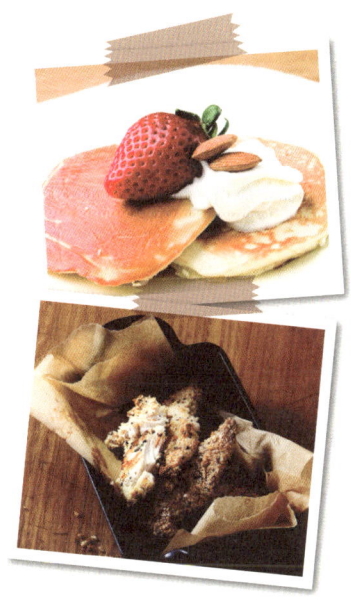

더 이상 우리는 놀이터에서 아이들을 찾아보기 어렵게 되었다. 한창 뛰어놀아야 할 아이들이 대부분의 시간을 집에서 보내게 된 것이다. 그렇기 때문에 아이들이 움직일 수 있는 시간은 늘 턱없이 부족한 편이다. 따라서 지혜로운 엄마라면 집안에서 아이들이 할 수 있는 신체 활동을 적절하게 유도하여 움직일 수 있도록 하는 게 좋다.

그렇다면 엄마가 아이와 함께 최소한의 활동량을 보장받기 위해 집에서 할 수 있는 활동에는 어떤 것들이 있을까? 물론 실천하기가 쉽지 않겠지만, 이마저도 게을리 한다면 우리 아이의 몸무게는 지속적으로 늘어갈 거란 사실을 잊지 말자.

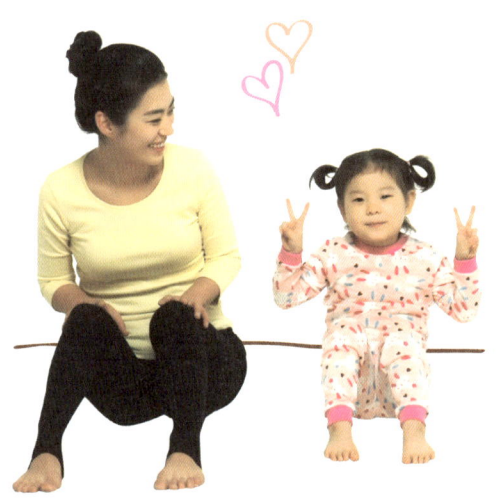

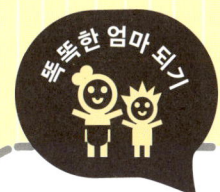 **집에서 실천하는 3 MOTION 프로젝트!**

Life Motion 생활 속에서 실천할 수 있는 일상적인 움직임

- **엄마가 대신하지 않기** : 책이나 장난감 등 아이들의 놀이감은 스스로 정리하기, 자고 일어난 자리는 스스로 정리하기, 내가 벗은 옷은 직접 빨래통에 넣기, 신발 정리하기, 혼자서 양말 신어보기 등 아이들 스스로 할 수 있는 것들은 되도록 엄마가 대신하지 않는 것이 좋다.

- **엄마와 함께하기** : 엘리베이터 대신 계단 이용하기, 자고 일어났을 때 기지개 펴기 등과 같이 움직임을 생활화할 수 있는 일에도 운동요소는 분명 있다. 그러나 엄마는 하지 않고 말로만 시키는 것에서 대부분의 아이들은 거부감을 느낀다. 시키고자 하는 일이 있다면 엄마가 직접 시범을 보여 함께할 수 있도록 이끌어줘야 아이는 반응한다는 사실, 잊지 말자! 무엇이든 엄마가 먼저 시범을 보이고 아이와 함께해야 한다.

Things Motion 사물이나 동물을 몸으로 표현하는 움직임

- 만화영화, TV, 책을 통해 본 동물이나 사물에 대해 몸으로 표현해보기

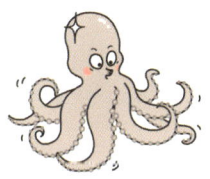 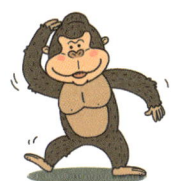 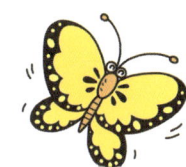

Word Motion 문자를 몸으로 표현하는 움직임

- 알파벳, 한글 또는 단어를 몸으로 표현해보기

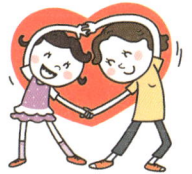 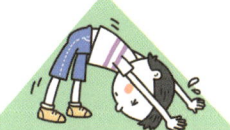 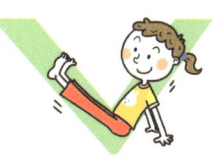

Home Stretching

03 / 아이들의 잘못된 생활습관이 건강을 해쳐요

소파에 누워 TV를 보며 포테이토칩을 먹는 사람들을 일컬어 '카우치 포테이토Couch Potato족'이라고 한다. 할 일 없이 집안에서 빈둥거리는 사람들을 빗대어 말하는 신조어이다. 카우치 포테이토족이 되는 길은 쉽고도 간단하다. 어린 시절의 잘못된 식습관과 생활습관이 자연스럽게 카우치 포테이토족을 만들기 때문이다.

스코틀랜드 글래스고 대학 존 라일리 교수와 연구팀은 의학전문지 「랜싯Lancet」에 발표한 연구보고서를 통해 잘못된 생활습관을 가진 어린이들은 카우치 포테이토족으로 전락할 수 있다고 경고했다. 연구팀은 영국 어린이들이 격렬한 신체운동을 하는 시간은 하루에 고작 20~25분 정도이며, 이는 어린이들의 하루 권장 운동량인 60분에 크게 못 미치는 수준으로 밝혀졌다. 라일리 교수는 "어린이들이 앉아 있는 시간을 줄이고 활동량을 늘릴 수 있는 방안이 시급하게 요구된다."라고 말했다. 앞 연구에서 시사하는 바와 같이 어려서 비만인 경우, 성인이 되어서도 그 영향권에서 절대 안전할 수 없다. 집이든 밖이든 충분한 신체 움직임이 있어야 하는 아이들이 요즘에는 TV와 컴퓨터로 인해 게으른 생활습관을 지니고 있다.

영국의학저널에서 발표한 연구에 의하면 3살 때 1주일에 4~8시간 TV를 시청하는 아이들은 7살 때 비만이 될 확률이 높다는 결과를 발표했다. 더불어 PC를 비롯한 다양한 IT 기계들의 대중적인 보급으로 인해 태블릿이나 스마트폰을 능숙하게 다루는 아이들도 늘고 있다. 대한소아과학회 조사에 따르면 컴퓨터를 2시간 이상 사용하는 아이들의 경우, 과체중이 될 위험이 그렇지 않은 아이들에 비해 9.52배 높다고 한다.

굳이 몸을 사용한 활발한 신체 움직임이 아니더라도 이미 아이들은 다른 것에서 재미와 흥미를 찾고 있다. 이제 더 이상 뛰어노는 것만이 최고의 놀이가 될 수 없는 사회가 되었다. 물론 이러한 분위기 또한 소아비만을 양산하는 하나의 기제로 작용하고 있다. 우리는 아이들의 움직임 활동이 소아비만의 예방뿐만 아니라 전체적인 신체발달과 정서발달에 중요한 영향을 미친다는 사실을 잊지 말아야 한다.

Home Stretching

04 내 아이도
왕따가 되지 않으란
법이 없어요

아이들의 몸은 6세 이전에 완성된다고 흔히 말한다. 6세 이전의 유아기는 신체의 운동 기능을 발달시킬 수 있는 가장 중요한 시기이다. 기본적인 뼈와 관절이 자리 잡기 전에 발달과 습득을 반복하여 신경을 발달시켜주기 때문에 유전적인 운동신경이 아닌 청소년기까지의 운동신경을 충분히 높일 수 있는 시기이기도 하다. 따라서 이 시기의 신체 활동이 중요하다.

성인이 되어 운동을 싫어한다든지 동작이 서툰 경우는 대부분 이 시기에 이루어진 신체활동이 영향을 주었기 때문이다. 따라서 이때 적절하게 활동이 이루어지지 않으면 운동발달이 늦어질 뿐만 아니라 학습장애 및 정서적인 발달에도 부정적인 영향을 미칠 수 있다. 운동능력이 저하되면 언어 기능, 지각 능력, 인지 능력 등 전반적인 지각발달이 지연됨은 물론 이러한 현상들은 또래의 무리에서 어울리는 것도 어렵게 만든다.

　최근 심각한 사회문제로 떠오르고 있는 청소년 '왕따' 문제는 불특정한 다수 누구에게나 적용될 수 있기 때문에 엄마들의 관리가 더욱 요구된다. 집단에서 한 사람을 고립시키는 이유, 즉 '왕따의 조건'에는 가해 학생들의 개인적인 성향에 따라 천차만별이다. 그러나 '왕따의 조건'에 어느 정도 공통분모가 존재하는데, 그것은 바로 외모적인 문제이다. '뚱뚱하고 못생겨서 싫다', '키가 너무 작아서 무시하게 된다', '잘 어울리지 못한다', '말이 없고 너무 조용하다' 등.

　이러한 공통적인 이유들로 아이들이 사회적으로 고립당한다면 부모로서 매우 안타까울 것이다. 따라서 잘 자라야 할 어린 시기에 부모의 역할은 절대적이다. 뚱뚱하다고, 또는 너무 활동적이지 못하다고 무시당하는 것이 내 아이의 일이 아니기를 바라는가? 그렇다면 규칙적인 신체활동이 아이에게 딱 맞는 값비싼 옷보다 더 간절하게 필요하다는 것을 깨달아야 한다. '은둔형 외톨이'나 '카우치 포테이토족'이 되도록 방치시킨다면 아이들이 성장한 후에 그 원망은 부모의 몫이 될 것이라는 사실을 잊지 말자.

Chapter 01 아이의 몸은 6세 이전에 완성된다

Home Stretching

05 아이들에게 운동은 '놀이'여야 해요

자기 조절능력을 갖추고 있는 성인들에게 식단조절과 운동을 통한 다이어트는 의지 하나만 있으면 어려운 일이 아니다. 그러나 아직까지 이성적인 판단이 미성숙한 아이들에게 다이어트란 어떤가? 엄청난 의지와 절제가 필요하기에 아이들에게 있어서 다이어트는 가혹하기만 하다. 그렇다면 우리 아이에게 뚱뚱보라는 타이틀을 주지 않기 위해서 가장 필요한 것은 무엇일까? 바로 '다이어트'가 아닌 아이들의 비만을 예방해야 하는 '엄마의 노력'이다.

비만 예방을 위해서 엄마는 우선적으로 식단 조절을 해야 한다. 식단 조절은 무조건 식사량을 줄이는 것이 아니라, 성장기의 아이들에게 필요한 모든 영양소가 골고루 섭취되도록 하되, 고열량 음식과 정크푸드라고 일컫는 패스트푸드, 인스턴트 음식을 절제하는 방법을

택하는 게 좋다. 하지만 식단 조절보다 아이들의 평소 활동량을 늘려주는 일이 사실 더 중요하다.

어떻게 하면 아이들의 활동량을 자연스럽게 늘려줄 수 있을까? 이 물음의 해답은 바로 '놀이'이다. 아이들은 운동을 '놀이'처럼 즐겨야 꾸준히 할 수 있다. 강제적인 주입식 놀이에서 벗어나 자유로운 형식의 놀이나 운동이 아이들에게 필요하다. 이러한 놀이나 운동은 충분히 호기심을 주기 때문에 아이들은 운동 자체가 '하기 싫은 것'이 아닌 '하고 싶은 것'으로 바뀌게 된다. 물론 이렇게 되기까지는 엄마의 노력이 절대적으로 필요하다.

엄마들 역시 가장 중점적으로 생각해야 할 부분이 있다. 바로 '운동'과 '활동'의 차이를 확실히 아는 것이다. 엄마들은 흔히 단순한 신체의 움직임을 운동이라고 생각하지 않는다. 그렇기 때문에 아이들에게 운동을 강요하게 되고, 엄마들의 이러한 잘못된 생각이 '신체의 움직임' 자체를 '하기 싫은 일'로 만들고 있다.

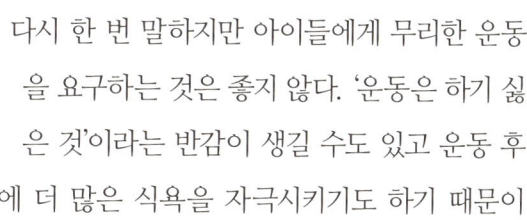

다시 한 번 말하지만 아이들에게 무리한 운동을 요구하는 것은 좋지 않다. '운동은 하기 싫은 것'이라는 반감이 생길 수도 있고 운동 후에 더 많은 식욕을 자극시키기도 하기 때문이

다. 그러므로 아이들에게 운동이라는 명목으로 무리한 신체활동을 강요하기보다는, 생활 속에서 자연스럽게 행동으로 옮길 수 있는 가벼운 신체 움직임을 유도하는 것이 중요하다. 이러한 신체활동을 유도하기에 가장 좋은 방법이 바로 '재미' 요소를 부여하는 것이다. 따라서 이 책에서는 알파벳과 한글 단어를 이용한 재미있는 신체활동으로 구성하였으니 참고해보자.

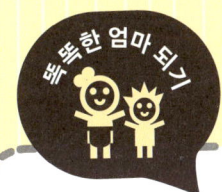

아이와 놀아주기 4단계 실천 프로젝트

Step1 Understanding 우리 아이가 좋아하는 것 파악하기!

예) 우리 아이는 유난히 자동차에 관심이 많고 자동차 장난감을 가지고 노는 것을 좋아한다.

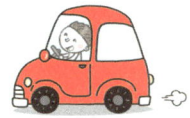

Step2 Play 아이의 눈높이에서 함께 놀아주기!

예) 아이와 함께 '부릉부릉', '빵빵', '따르릉'과 같은 소리도 내보고, 자동차 핸들을 돌리는 모습, 자전거가 굴러가는 모습, 바퀴가 굴러가는 모습을 몸으로 표현해보기

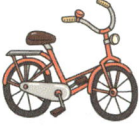

Step3 Learning 아이의 관심사를 확대하여 놀이 속에서 배우기!

예) 기차나 비행기와 같은 자동차 이외의 탈것에 대해 책이나 장난감 등을 통해서 보고 배우고 따라하며 학습하기(비행기가 날개를 달고 높이 날아가는 형상을 몸으로 표현해봄으로써 비행기가 이동하는 모습에 대해 학습하기)

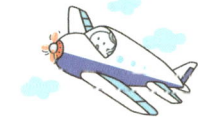

Step4 Creativity 아이와 함께 놀이를 통해 창의적인 사고 끌어내기!

예) 자동차 바퀴가 굴러가는 모습에 대해 '왜?'라는 질문을 던져봄으로써, 아이들의 사고력이 넓어질 수 있도록 유도하기('자동차 바퀴는 동그래요', '그럼 동글동글한 모든 것은 굴러갈 수 있어요' 등 이러한 사고를 통해 '동그라미', '둥글다', '원'의 개념 이해하기)

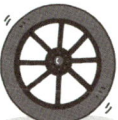

Home Stretching

06 우리 아이도
콩나물처럼
쑥쑥 크게 해주세요!

대한민국 성인 남녀의 평균키는 남성 173.3cm, 여성 160.9cm이다. 이는 중국, 일본을 포함한 아시아 국가 중에서는 가장 높은 순위이다. 해가 갈수록 대한민국 평균 신장이 높아지는 이유는 서구형 식습관과 환경적 요인에 의해 젊은층을 중심으로 서구적 체형으로 변화하고 있기 때문이다. 이에 따라 외형적으로 큰 키를 자랑하는 비주얼은 사회생활에서 경쟁력을 키워줄 만큼 큰 요인으로 작용하고 있다. 성인이 되어서도 남들보다 작은 키는 콤플렉스로 작용한다. 그만큼 사회생활에서도 자신을 표현함에 있어서 자신감 결여나 위축된 모습을 보이는 요인이 되기도 한다.

이러한 사회적 분위기로 아이를 둔 엄마들에게 '키 성장'은 '영어'만큼 중요한 육아교육의 포인트로 떠오르게 되었다. 또래보다 작은 내 아이를 보며 걱정에 한숨 쉬는 엄마들, 또래 평균치만큼은 되지만 다른 아이보다 컸으면 하고 바라는 '맘스족'을 위해 생활 속에서 실천할 수 있는 키 성장 생활지침을 소개해본다.

첫째, 적절한 영양섭취를 해야 한다.
우유와 멸치만 잘 먹어도 쑥쑥 자랄 수 있다고 믿었던 엄마들의 인식은 이미 구시대적인 발상이 되어버렸다. 넘쳐나는 영양 보충제와 아이들만을 위해 제공되는 키즈 푸드 등 아이들의 먹거리는 갈수록 풍성해지고 있다. 사실 영양부족이나 과잉의 문제가 아이들의 키 성장을 저해하는 원인이 아니다. 핵심은 '영양 불균형'이다.

성장기의 아이들에게 영양 섭취를 통해 가장 중요한 것은 뼈와 근육의 성장이다. 뼈와 근육의 성장 또한 칼슘과 철분 위주의 특정 음식에 집중하기보다는 모든 영양소를 고루 섭취할 때 더욱 시너지를 발휘할 수 있다. 무엇이든 좋은 것이라도 차고 넘치면 부족함만 못하다. 영양섭취에도 적당한 밸런스가 필요하다는 사실을 기억하도록 하자.

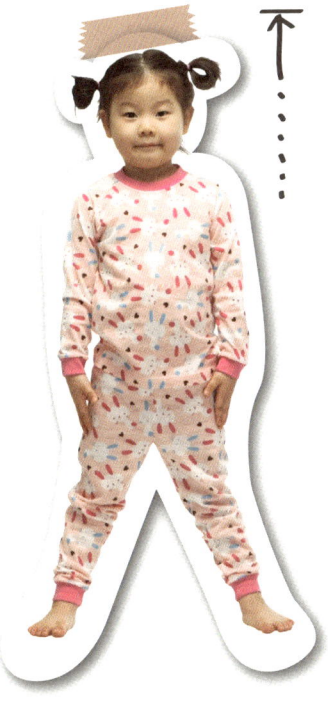

둘째, 충분한 수면을 해야 한다.

성장 호르몬이 가장 활발하게 분비되는 시간이 바로 밤 10시~새벽 2시이다. 이 시간에 숙면을 취하기 위해서는 밤 10시 이전에 잠드는 것이 중요하다. 성장 호르몬은 숙면 상태에서 가장 왕성하게 분비되기 때문에 충분한 수면이 아이들에겐 매우 중요하다.

실제로 국내외 수많은 연구에 의하면 저 신장증 아이들의 숙면시간과 성장호르몬 분비가 정상아동보다 현저히 떨어진다는 결과들이 있다. 성인의 수면은 에너지 충전과 지친 심신의 회복에 중점을 두지만, 아이들의 수면은 성장을 돕는다. 그렇기 때문에 직접적인 호르몬의 반응으로 키 성장을 유도하는 충분한 수면과 숙면을 취할 수 있는 환경을 만들어주는 것이 음식조절과 운동 이상으로 중요하다는 것을 알아야 한다.

셋째, 꾸준한 스트레칭과 운동을 해야 한다.

키 성장에 있어서 가장 중요한 핵심 포인트이다. 이미 아이들 키 성장을 위해 좋은 음식과 수면 방법은 일반적으로 많이 알고 있지만, 운동에 대한 믿음만큼은 어떤 것이 좋을지 고민이 따르기 마련이다. 가장 중요한 것은 어떠한 운동이나 스트레칭도 하지 않는 것보다 무엇이라도 하는 것이 좋다. 단, 앞에서도 언급했듯이 강요에 의한 주입

교육은 그 어떠한 운동이라도 아이들에게 스트레스만 될 뿐임을 알아야 한다. 아이들에게 흥미를 느끼게 하여 스스로 하고 싶은 것으로 만들기 위해서 운동은 반드시 '재미있어야 한다'는 사실을 기억하자.

연령	남자		여자	
	표준체중(kg)	표준신장(cm)	표준체중(kg)	표준신장(cm)
출생시	3.4	50.1	3.3	49.4
11~12개월	9.9	76.0	9.4	74.8
3~3.5세	14.9	96.7	14.3	95.6
4.5~5세	18.1	107.2	17.4	106.1
9~10세	31.3	134.2	30.5	133.5
13~14세	50.7	159.0	47.8	156.6
16~17세	62.4	171.8	53.6	160.0
17~18세	64.5	172.8	53.9	160.4
18~19세	65.8	173.4	54.1	160.7

출처 : 질병관리본부 '2007년 소아·청소년 성장곡선(신체발육 표준치)'

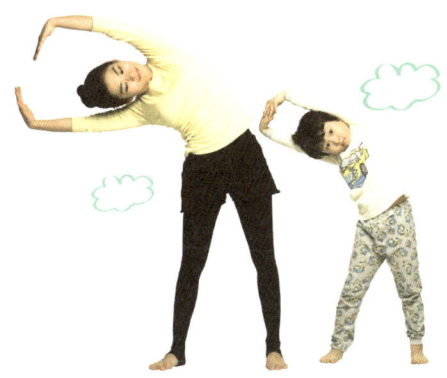

Home Stretching
07 올바른 자세가 균형잡힌 몸매와 키 성장을 도와요

키는 선천적 요인 23%와 후천적 요인 77%에 의해 결정된다. 그렇다면 77%를 채워나가기 위해 엄마가 할 수 있는 노력은 어떤 것들이 있을까? 물론 할 수 있는 노력의 가짓수는 무궁무진하다. 그러나 꾸준하고 확실하게 실천할 수 있는 것이어야만 온전히 내 아이의 것이 될 수 있음을 명심하자.

기본적으로 엄마는 아이들이 올바른 자세를 가질 수 있도록 도와야 한다. 키 성장에 있어서 올바른 자세가 중요한 요인으로 지적되고 있는 것은 야외 활동보다는 집안에서 활동하는 시간이 더욱 많아졌기 때문이다. 특히 TV 시청과 컴퓨터 사용은 하나에 집중하고 몰입하게 되는 특성이 있다. 따라서 몸이 원하는 가장 편안한 자세를 취하게 된다. 삐딱하게 눕거나 엎드려서 TV를 보는 습관, 어깨가 꾸부

정한 상태로 컴퓨터를 사용하는 습관은 성장이 진행 중에 있는 아이들의 성장판을 잘못된 자세 그대로 굳어버리게 한다.

아이들에게 맞지 않는 성인용 의자 역시 주의해야 한다. 아이들은 스스로 몸을 컨트롤하는 능력이 부족하기 때문에 되도록 맞춤형 의자에 앉는 게 좋다. 원래 사이즈보다 큰 신발을 신는 것 또한 아이들의 성장을 방해한다. 성장기 아이들의 발은 대부분 연골로 되어 있는데 발에 맞지 않는 신발은 발목에 무리를 줄 뿐만 아니라 발 모양을 쉽게 변형시킨다. 몸에 맞지 않는 큰 옷을 입는 것도 마찬가지다. 땅에 끌리고 긴 바지, 큰 옷들은 걸음걸이 자체를 엉거주춤하게 만들고, 잘못된 자세를 하고 있더라도 시각적으로 즉각 보이지 않기 때문이다. 그리고 성장기 아이들에게는 수면도 중요하므로 목뼈가 C자 커프형으로 안정감 있게 놓일 수 있도록 베개 또한 적당한 높이를 유지해야 한다.

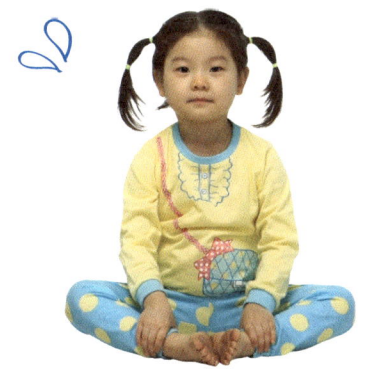

올바르지 못한 자세가 지속되면 성장에 방해가 될 뿐만 아니라 혈액순환의 불균형을 초래한다. 척추에 무리가 될 수 있는 잘못된 자세들을 고쳐나가는 것은 궁극적으로 균형 있는 몸매와 키 성장을 위한 첫걸음이 되는 것이다.

Home Stretching

08 꾸준한 스트레칭으로 아이들의 숨은 키를 찾아주세요

성인들은 '운동'을 단순히 건강을 목적으로 한다. 또는 취미활동을 위해 하는 것 정도로 인지한다. 그렇기 때문에 '운동'은 생활 속에서 내가 선택할 수 있는 '해도 그만, 안 해도 그만'인 그저 옵션 같은 존재다. 그러나 아이들에게 '운동'은 단순히 건강이나 취미활동을 목적으로 하는 생활 속 옵션이 아니라 먹고 자는 것과 같은 생활의 필수 요소이다. 가벼운 신체 활동이 있어야 성장판이 자극되고 키 성장에 도움을 줄 수 있다. 성장 발육을 위해 가벼운 운동은 잘 먹고 잘 자는 것만큼이나 중요하다는 의미다.

그렇다고 해서 모든 운동이 아이들의 성장 발육에 도움이 되는 건 아니다. 가벼운 줄넘기, 점프운동, 줄넘기와 같이 지면에서 수직으로 상승하는 운동이 키 성장에 좋다는 것은 일반적으로 알고 있는 사실이다. 그러나 무리하게 반복되는 점프동작, 오래 달리기, 근력 운동을 요하는 고강도 운동은 하체 성장판에 무리를 주어 약한 아이들의 연골을 다치게 할 수도 있다. 또한 집에서 아빠와 장난으로 하는 씨름 역시 하체의 힘을 순간적으로 과하게 쓰게 만들기 때문에 성장판 혈액의 원활한 순환을 방해하기도 한다.

그럼 성장기 아이들에게 가장 이상적인 신체활동은 무엇일까? 7세 이전의 성장기 아이들에게는 가벼운 '스트레칭'이 좋다. 스트레칭이라 함은 팔과 다리를 쭉쭉 늘려서 근육의 길이까지도 늘려주는 것을 말한다. 스트레칭처럼 관절과 근육에 적당한 자극을 주는 운동이 바로 키 성장에 도움이 된다.

아이들을 위한 스트레칭은 한번 실행 시 움직임의 시간이 길지 않기 때문에 하루에 2~3번 정도로 나누어 실시하는 것이 좋다. 일반적으로 아침 기상 후, 몸을 깨우기 위한 가벼운 기지개 스트레칭과 성장 호르몬이 활발한 밤 시간 잠들기 전, 가벼운 스트레칭이 가장 이상적이다. 또한 아이들의 움직임이 가장 둔해지는 저녁 TV 시청 시간, 엄마와 아이가 함께 스트레칭으로 가볍게 몸을 풀어주는 것도 좋다.

　아침 스트레칭은 밤새 현저하게 저하된 기초대사량을 가벼운 스트레칭을 통해 높일 수 있기 때문에 좋다. 기초대사량이 높아지면 에너지 소비율도 비례적으로 높아지기 때문에 아침을 활기차게 만들어줄 수 있다. 또한 저녁 스트레칭은 성장판 주위의 근육을 풀어주어 키 성장에 도움을 주기 때문에 좋다.

　간혹 엄마들의 욕심으로 키 성장을 위해 하체에 무리하게 집중하여 스트레칭하는 경우가 있다. 그러나 한 부위에 편중된 스트레칭보다 전신을 고루 사용하는 방법이 키 성장에 훨씬 효과적이다.

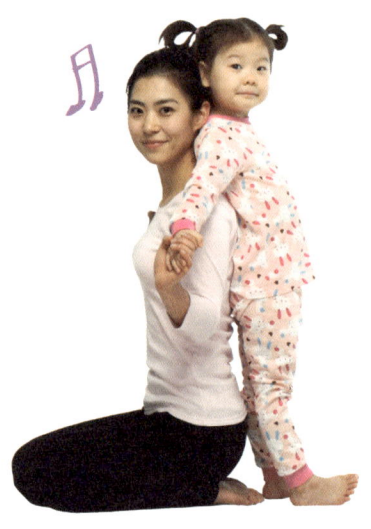

하루 3번 3가지 동작을 3분씩 실천하는 **3-3-3 밸런스 스트레칭!**

One! 다리 넓혀 마주앉아 손잡고 서로 당겨주기

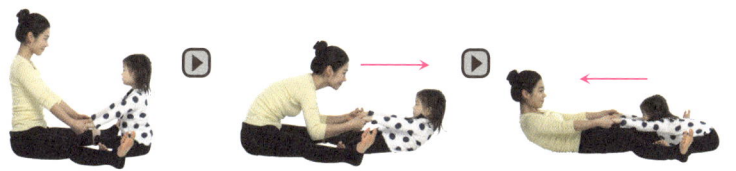

Two! 마주보고 서서 어깨 지그시 눌러 좌우로 틀어주기

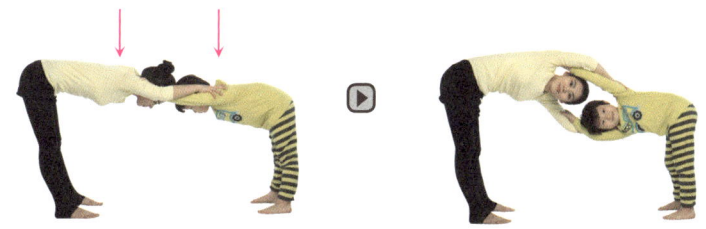

Three! 마주보고 번갈아가며 한발로 중심잡고 앞, 옆, 뒤로 다리 들어 균형잡기

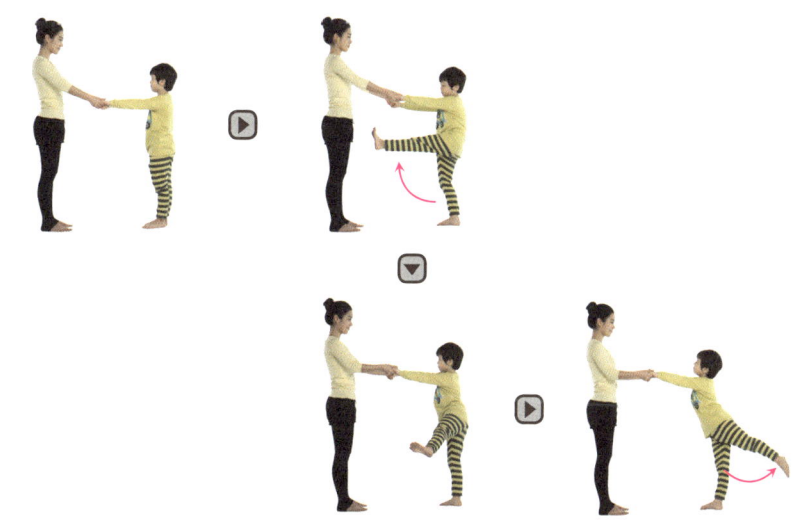

Home Stretching

09 우리 아이도 스트레스를 받아요

대한민국에서 가장 많이 사용하는 외래어 1위 스트레스. 이론적으로 정확하게 무엇을 말하는 단어인지 제대로 알지 못한 채 우리는 무언가의 정신적인 압박 또는 내 뜻과 같지 않은 일을 맞닥뜨릴 때 입버릇처럼 '스트레스'라는 말을 사용하곤 한다. 스트레스라는 말은 하나의 함축된 의미로 정의할 수 없지만, 무언가에 대해 감정적으로 '불안감', '긴장감', '불편함', '불만족' 등을 느낄 때 무의식적으로 나타날 수 있다.

이러한 스트레스로 압박을 받게 되면 어른들의 경우 다양한 방법으로 스트레스를 해소시키려고 노력한다. 술 한 잔을 마시며 잊으려 하기도 하고, 신나게 노래방에서 고성을 지르며 '떨쳐버리자!' 소리치기도 하며, 맛있는 음식을 먹으며 엔도르핀을 돌게 할 수도 있다.

하지만 이성적으로나 감정적으로 표현의 한계가 있는 아이들에게 스트레스를 해소하는 일이란 쉽지 않은 일이다. 설상가상 어른들은 '어린 아이들이 무슨 스트레스냐?' 하며 간과하는 경우가 많다. 그러나 아이들도 스트레스를 받는다는 사실을 알고 있는가?

어른과 마찬가지로 아이들도 욕구가 충족되지 않은 불만족의 상태에서는 스트레스를 받는다. 아이들이 스트레스를 받는 경우는 사소한 주변의 환경이 변화했을 때 주로 찾아온다. 가장 대표적으로 유치원 입학과 같은 집단생활을 시작할 때, 집이 아닌 다른 공간에서 낯선 친구들과의 관계성의 문제로 혼란을 겪게 되면서 스트레스를 받게 된다. 특히나 요즘에는 1가정 1자녀를 키우는 집이 보편적이라, 이렇게 혼자 자란 아이들의 경우 또래 집단과의 사회생활이 큰 부담으로 다가온다. 또한 이성적인 판단이 제대로 정립되지 않은 상태에서 배고픔, 대소변과 같은 생리적인 현상, 몸이 아픈 경우 등 본능적인 상황에서도 아이들은 스트레스를 받곤 한다.

이처럼 아이들의 스트레스도 어른들 못지 않게 다양한 상황에서 비롯된다.

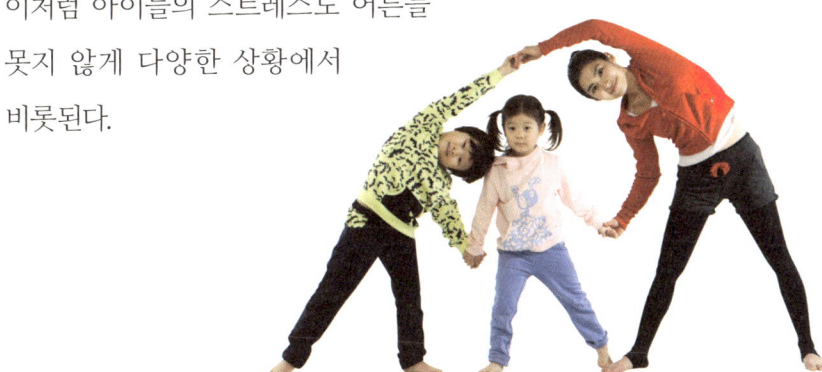

Home Stretching

10 아이들은 스트레스에 이렇게 반응해요

아이들은 그들 대부분이 시간을 보내는 집안의 변화에 있어서 가장 민감하게 스트레스를 받는다. 이러한 반응은 90% 이상이 부모들의 영향에 달렸다! 부모의 다툼, 부모의 높은 언성, 무관심, 질책 등 아이들은 부모의 영향권 안에서 가장 심리적인 변화를 많이 경험한다.

이러한 경우 불안, 초조, 불편함, 긴장 등의 정서적인 변화가 스트레스로 다가오면서 대부분의 아이들은 '울음' 또는 '짜증'을 통해 이러한 감정들을 표출해 낸다. 그렇다고 매번 울고 있거나 짜증내는 순간을 모두 스트레스로 치부할 수는 없다.

아이들이 스트레스를 받고 있다고 의심해봐야 하는 경우는 크게 두 가지로 나뉜다. 극단적으로 소심해지고 퇴행적인 행동을 보이는 경우와 난폭해지고 매사 공격적인 성향을 보이는 경우이다. 개인적인 성향의 차이에 따라 극과 극의 반응을 보이지만 아이들의 감정 표현은 어른들에 비해 단순하기 때문에 위의 두 가지 경우에 대부분의 스트레스 반응이 표출된다. 아이들의 스트레스를 간과하고 지냈다면, 혹시 지금 내 아이가 스트레스를 받고 있지는 않은지 주의 깊게 관심가질 필요가 있다. 그렇지 않으면 아이들이 힘들어 한다는 사실을 뒤늦게 깨닫게 되고, 또 깨달았을 때는 이미 되돌리기 어려운 상황에 처해 있을 수도 있기 때문이다.

스트레스로 인한 부정적인 영향은 성장기의 아이들에게 신체적, 심리적 부작용을 초래한다. 먼저 스트레스로 인해 아이들에게 끼치는 신체적 부작용으로는 호르몬의 불균형이 있다. 호르몬의 불균형은 면역계, 소아계, 신경계 등 성장 호르몬에 영향을 미치게 되므로 아이들의 성장을 지연시키는 부작용을 야기한다. 또한 스트레스로 인한 폭식과 영양 불균형 등으로 소아비만의 원인이 되기도 한다.

심리적 부작용으로는 우울증을 들 수 있다. 아이들의 우울증이 위험한 이유는 성인이 되어가는 과정 속에서도 지속적으로 폐해 현상들이 나

Chapter 01 아이의 몸은 6세 이전에 완성된다 39

타나기 때문이다. 즉 모든 일에 쉽게 흥미를 느끼지 못하고 사소한 일에도 짜증을 내며, 새로운 것을 접했을 때 울기부터 하는 아이들은 유년기를 거쳐 청소년기에 이르기까지 지속될 수 있다. 이러한 현상이 지속될 경우, 주의가 산만하고 집중력이 저하되면서 공부할 시기에 학습에 대한 인지가 떨어지게 되는 연쇄 반응을 불러올 수 있다. 최근 보건복지부 통계에 따르면 우리나라 소아, 청소년의 10~15%는 우울증을 경험하고 있는 것으로 나타났다. 그 중에서도 1~6세가 1%, 7~12세가 2%로 우울증을 앓고 있는 것으로 조사되었다. 지금 이 순간에 '혹시' 하는 마음이 들었다면 단 1%라도 그 안에 내 아이가 포함되어 있지는 않은지 뒤돌아봐야 한다.

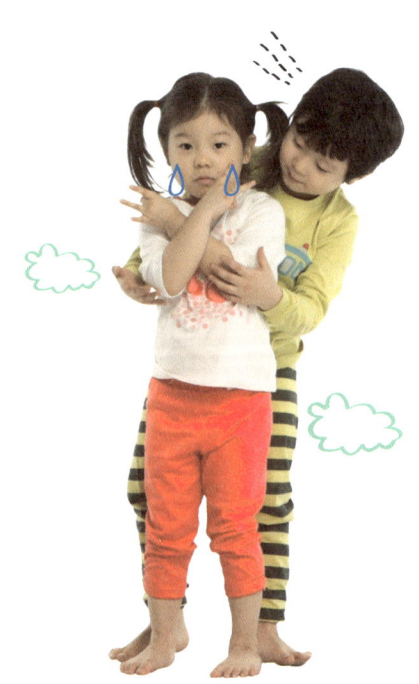

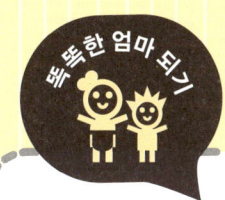

알아두세요! 연령별 우울증 증상

영유아기(0~1.5세)

이 시기의 우울증 증상은 활기가 없다는 특징이 있다. 그리고 양육자와의 애착 형성에 문제가 생길 수 있다. 이러한 애착 형성의 장애는 부모와 오래 분리되거나 양육자가 자주 바뀌는 경우에 나타날 수 있으며 다른 원인으로는 어머니의 우울증으로 양육태도가 따뜻하지 못했을 때 생기기도 한다. 따라서 양육자의 세심한 관찰이 필요하다. 방치할 경우 성장장애, 면역체계의 약화, 지적인 발달이 일어나지 않거나 사회적 관계가 형성되지 못할 수도 있다.

걸음마기(1.5~3세)

이 시기의 우울증 증상은 짜증을 많이 내며, 같은 발달시기의 아동보다 걸음마, 언어, 대소변 가리기 등의 발달과업이 늦어지는 특징이 있다. 또한 자해행동을 하거나 애착형성의 문제로 인해 양육자, 혹은 타인에게 지나치게 매달리거나 지나친 공포와 불안을 나타내기도 한다. 시간이 지나면 지나치게 반항적인 행동으로 발전하며, 또래 친구들과도 잘 놀지 않으려고 한다.

학령기(3~5세)

이 시기의 우울증을 나타내는 아동은 또래 아이들보다 표정이 슬퍼 보이거나, 주변의 일들에 무관심해 보이고 잘 웃지 않는다는 특징이 있다. 짜증과 분노의 감정 표현을 자주 사용하며, 억압되어있던 감정이 올라오는 경우가 많기 때문에 양육자도 감당하기 어려울 때도 많다.

학령전기(7~12세)

이 시기의 우울증 증상은 성인의 우울증과 유사한 면이 많다. 학교성적의 저하되고, 그밖에 성취해야 할 과업들에서 의욕이 없거나 수행능력이 현저히 떨어지는 양상을 띠기도 한다. 이 시기의 감정표현은 억압된 감정을 폭발시키는 분노가 많으며 또래 친구들과 자주 싸움을 하기도 한다. 우울증이 심해지면 ADHD와 유사한 과잉행동이나 주의력 결핍을 보이기도 한다. 또한 신체적인 증상이나 불안, 스트레스 등을 직접적으로 호소하기도 한다.

※출처 : 한국심리상담센터

Home Stretching

11 / 아이들의 스트레스를 생산적인 운동으로 전환하세요

내 아이의 스트레스를 해소하거나, 이러한 스트레스를 미연에 방지하기 위해서 생산적인 '운동'으로 에너지를 전환할 것을 권장한다. 성인들의 경우 스트레스 해소를 위한 자기만의 특별한 취미생활을 즐기거나, 놀고 맛있는 음식을 먹으면서 잠자기와 같은 원초적인 행동에 의존하기도 한다. 그러나 스트레스 해소에 대한 구체적인 방법을 모르는 아이들에게는 그들에게 맞는 생산적인 활동이 필요하다.

생산적인 활동에 대해 '운동'을 권장하는 이유는 아이들이 할 수 있는 일상생활 안에서 가장 쉽게 접근할 수 있고, 운동 방법에 따라 흥미요소를 유발할 수 있으며, 엄마와 함께 했을 때 자연스러운 스킨십을 유도할 수 있어 무한한 시너지를 발휘할 수 있기 때문이다. 운동을 통해 얻어지는 엔돌핀은 아이들에게 심리적인 안정과 즐거움,

자신감, 성취감, 만족감 등의 긍정적인 요소들을 끌어낼 수 있다. 특히 신체 활동을 하는 동안에는 스트레스의 정도를 조절할 수 있는 조절능력을 키울 수 있다는 장점이 있기 때문에 적당한 운동은 스트레스에 탁월하다.

그러나 대부분의 엄마들은 어떤 운동이 아이에게 좋은지 모르는 경우가 많다. "스트레스 해소에 운동이 좋다."라고 해서 일시적인 방법으로 오늘은 수영, 내일은 축구, 또 그 다음은 야구 등 무게감이 느껴지는 운동을 시킨다면 어떻게 될까? 아이들에게 운동은 또 다른 부담으로 다가온다. 스트레스 해소를 위한 운동이 아이들에게 또 다른 스트레스를 유발해서는 안 된다. 때문에 가볍게 시작해야 하며 즐겁게 움직여야 한다. 가장 중요한 것은 일시적인 운동은 아이들에게 신체에 대한 피로감만 불러일으키므로 매일매일 조금씩 규칙적으로 꾸준하게 가벼운 운동을 생활화하는 것이 중요하다. 이에 따라 이 책에서 제시하는 엄마와 함께하는 홈 스트레칭은 아이들의 스트레스를 덜어주고 운동을 생활화할 수 있도록 솔루션을 제공할 거라 확신한다.

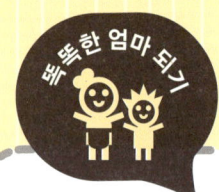

아이들의 스트레스 해소를 위한 7가지

One! 잔소리는 가급적으로 피해주세요.

행동이 느리면 느린대로, 빠르면 빠른대로 엄마는 아이들의 행동 하나하나에 잔소리를 하기 마련이다. 이러한 잔소리가 아이들에게는 스트레스가 될 수 있다. 엄마의 잦은 잔소리는 아이들의 주의를 산만하게 만들 수 있기 때문에 잔소리보다는 왜 하지 말아야 하는지 차분하게 이해시켜 주기 위해 노력하자.

Two! "하지 마!" "안 돼!" "혼나!" 명령조의 대화는 삼가해주세요.

"하지 마!" "안 돼!" "혼나!" 등의 명령조의 말투는 아이들의 생각을 단절시킬 수 있기 때문에 사고의 폭을 좁아지게 만든다. 아이들을 위축되게 하지 말자.

Three! '참 잘했어요' 별 다섯 개를 아끼지 마세요.

내가 잘하고 있다고 느낄 때 아이들의 자존감은 높아진다. 아이들에게 자존감이란 새로운 일을 대했을 때 도전하고 싶은 긍정적인 엔도르핀을 만들어 준다. 아이들에게 지속적인 칭찬을 통해 자존감을 키워주자.

Four! 화났을 때 소리부터 지르지 마세요.

아이들 생각에는 엄마가 화를 내면 '내가 잘못했구나'라고 생각하기보다 '엄마가 나를 미워하는구나'라는 생각을 하게 만든다. 그러므로 잘못된 행동을 아이가 저질렀을 때는 소리부터 지르는 게 아니라 이것이 왜 잘못된 행동인가에 대해서 충분히 설명해야 한다.

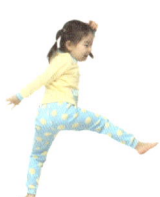
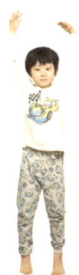

Five! 아이 앞에서 엄마와 아빠의 싸움은 피해주세요.

청각이 가장 먼저 발달하는 아이들에게 엄마와 아빠의 높은 언성은 공포감을 심어준다. 이러한 공포감은 아이들에게 수면장애나 예민한 성격을 갖게 한다. 부부싸움은 되도록 아이 앞에서는 하지 말자.

Six! 하루에 10번 이상 따뜻한 스킨십을 해주세요.

아이에게 내가 사랑받고 있다고 느낄 수 있는 표현을 자주 해주는 것이 좋다. 엄마의 따뜻한 스킨십은 아이에게 심리적인 안정감을 준다. 내가 엄마에게 중요한 존재라는 것을 알 수 있도록 사랑의 표현을 아끼지 말자.

Seven! 아이가 피곤을 느끼면 그땐 멈춰주세요.

어른들과 달리 아이들은 한 가지 일에 집중할 수 있는 시간이 짧다. 그렇기 때문에 지금 아이의 상태가 어떤지 파악하고 적절하게 시간을 안배해야 한다. 무조건 오래한다고 좋은 건 아니다. 아이가 흥미를 느끼는 딱 그 순간까지만 해보자!

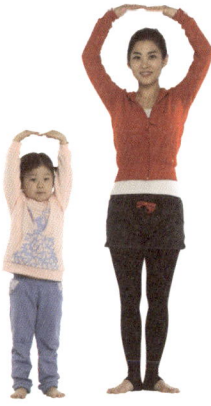

Home Stretching

12 덴마크식 교육 배워볼까요?

요즘 덴마크 교육 열풍이 한국 엄마들의 호기심을 자극하고 있다. 어떠한 특별함이 덴마크 교육에 열광하게 만드는 것일까? 덴마크 교육의 핵심 키워드는 '창의성'에 있다. 창의성 개발을 위해 덴마크가 선택한 교육방법은 다름 아닌 '놀이'라는 사실, 놀랍지 않은가?

 다양한 놀이를 통해 즐겁게 놀면서 내가 좋아하는 관심사를 찾아내고 그 관심사를 직접 경험하며 온전한 내 것으로 만들어가는 것, 이른바 '선경험, 후교육'의 실천이 바로 덴마크식 교육법이다. 단순한 놀이를 통해 아이들은 스스로 경험하고, 배우고, 궁금해하고, 이해하며, 생각하면서 스스로 정답을 찾아간다. 즉 선행된 경험 속에서 학습의 효과를 발현시키는 것이 바로 덴마크식 교육의 매력이다.

강압적인 주입식 교육에 익숙해져 있는 한국 엄마들에게는 다소 생소할 수 있다. 한국 엄마들은 아이들에게 '이것 해', '안 돼', '하지 마', '그만해' 등의 명령식 대화를 시도한다. 그러므로 상호간의 커뮤니케이션이 이뤄진다고 말할 수 없다. 이런 명령식의 대화는 아이들이 사고하는 폭을 좁혀버리게 만들 뿐만 아니라 엄마의 말에 기계처럼 움직이게 만든다. 즉 아이들이 스스로 하고 싶어 하는 것이 아니라 엄마가 원하는 바를 아이로 하여금 행동하도록 만들어버린다.

결과적으로 우리나라 아이들의 행동양식은 스스로가 선택하고 결정하는 것이 아니라 엄마의 만족을 위해 이루어진다. 반대로 덴마크식 교육법은 왜 이것을 해야 하는지, 또는 하면 왜 안 되는지에 대한 구체적인 설명을 하기 전에 아이 스스로 경험을 통해 생각하고 판단하여 결정하도록 유도하고 그 과정 중에 궁금해 하는 것들을 엄마에게 대화를 통해 조언을 구하는 형태다.

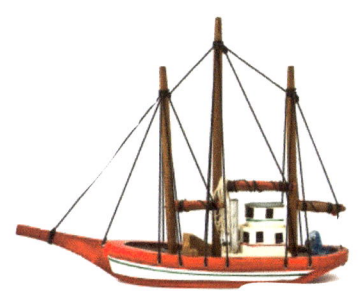

Home Stretching

13 우리 아이 덴마크식 운동으로 건강하게 키우세요

세계 최고 수준의 생활체육을 자랑하는 덴마크에서 '운동'에 대한 교육방법 또한 이와 크게 다르지 않다. 줄넘기, 달리기, 구르기, 체조 등 우리가 흔히 운동이라고 명명하는 모든 신체활동에는 '놀이' 요소가 녹아 있다. 덴마크식 신체활동과 한국의 신체활동이 근본적으로 다른 이유는 방법론에 있다.

덴마크의 경우, 신체활동 자체를 하나의 놀이, 또는 '재미있는 것'으로 인식하면서 경험을 통해 체득하고, 이것이 '지속하면 건강해지는 것'이라고 생각하게끔 한다. 한국의 경우, 신체활동은 '건강에 좋은 것'이라는 전제를 바탕으로 아이들에게 가르친다. 스스로가 신체활동이 '건강에 좋은 것'이라는 것을 깨닫기 전에 이미 모든 것을 알려주고 그 틀에 맞추어 가는 우리나라의 교육방법이 아이들의 사고를 획일화시키고 있는 것이다.

 더 이상 운동이 '하기 싫은 것', '어려운 것', '몸이 힘든 것'이라는 생각을 하지 않도록 '생활 속 놀이'로서 변화가 필요하다. 아이들에게 운동은 어렵지 않은 즐거운 놀이라는 것을 경험하게 하는 순간, 엄마들이 걱정하는 비만에 대한 고민, 키가 자라지 않는 것에 대한 고민에서 자유로워질 것이다. 아이들을 신나게 놀게 하자. 그리고 경험하게 하자. 그리고 사고하게 하자. 이것이 '교육'이다.

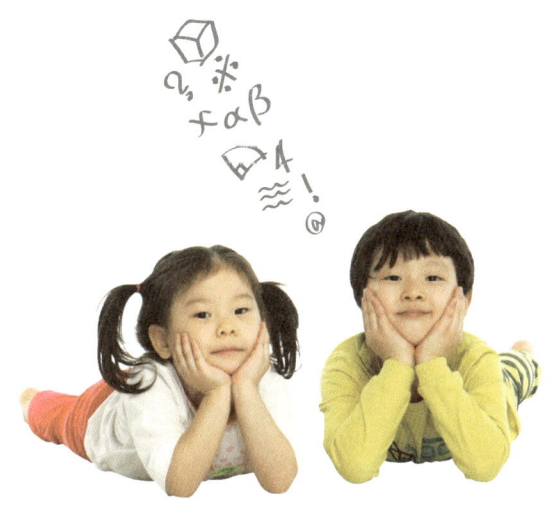

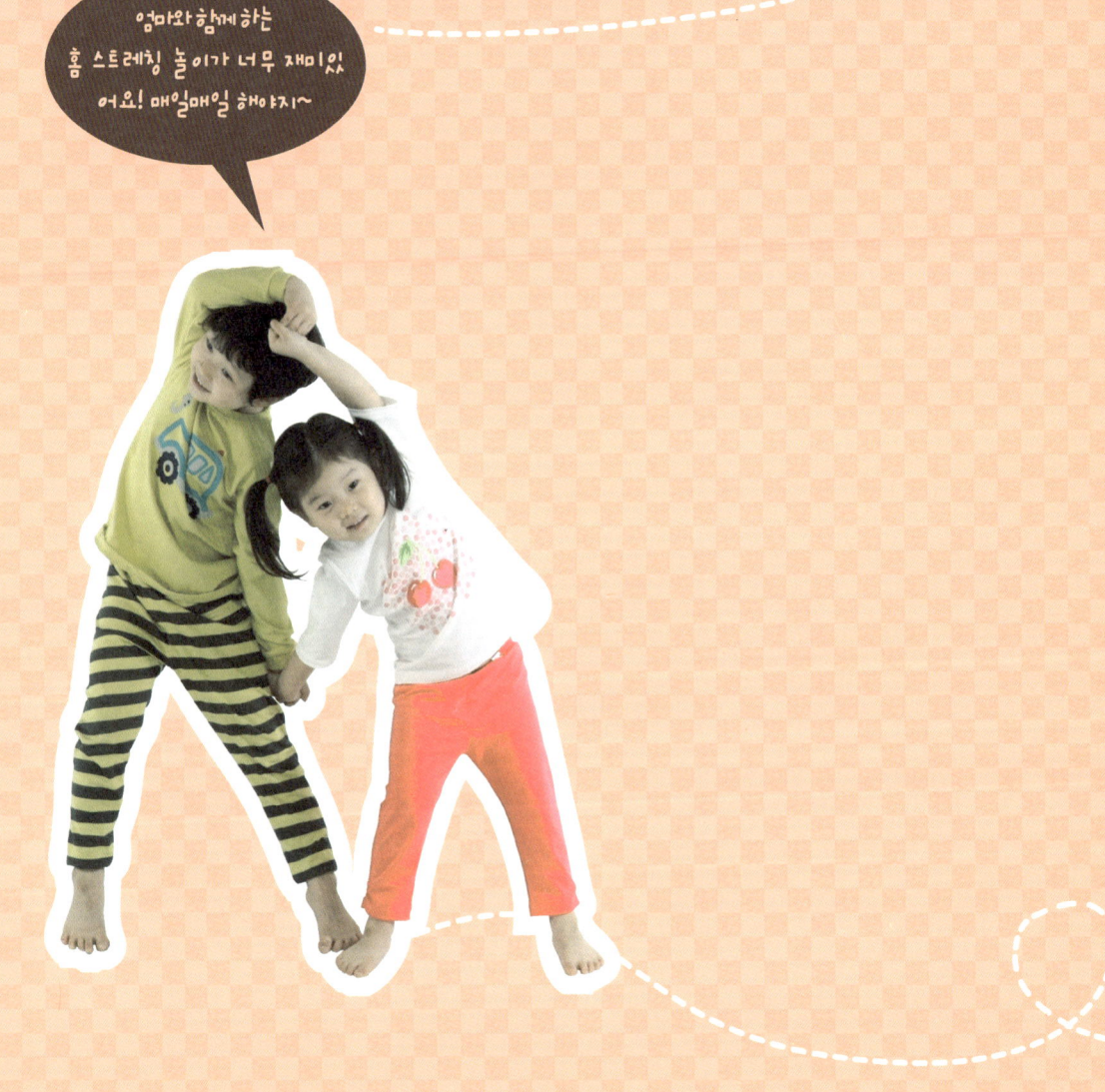

Chapter 02

알파벳으로 배우는 홈 스트레칭

A:Arch 아치

Point 구부정한 자세를 교정할 뿐만 아니라 등과 허리의 유연성을 키워주고 팔다리 힘을 길러줘요.

Play 몸으로 아치 모양을 만들어봐요.

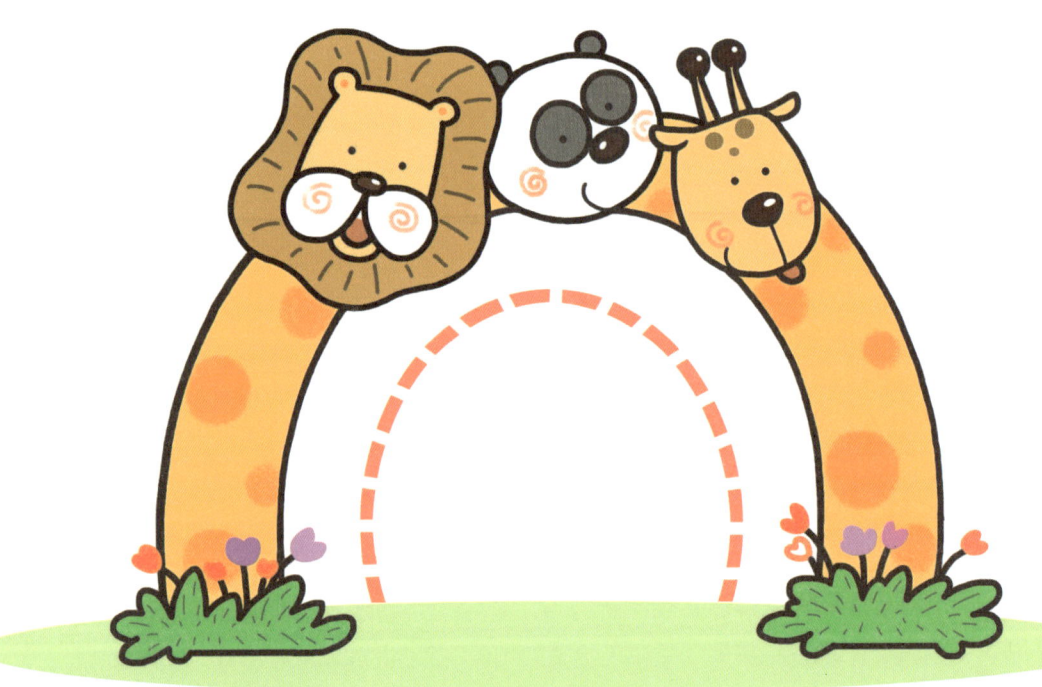

엄마에게 확인받기 꾹!

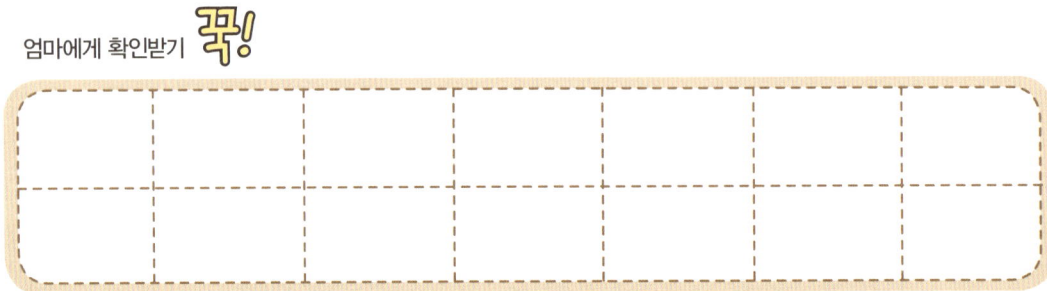

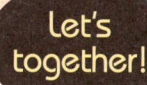 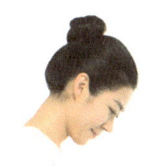

엄마와 함께해요!

1. 등을 바닥에 대고 편안하게 눕는다. 두 손을 귀 옆에 놓고 손바닥을 바닥에 대고, 무릎은 구부려 올린다.

2. 굽힌 팔과 무릎을 함께 위로 들어 올려 아치모양을 만든다. 이때 머리가 살짝 바닥에 닿도록 하고, 엄마가 아이의 허리를 잡아 주도록 한다.

 tip
아이들은 팔다리로 몸을 지탱하기 어려우므로 머리를 살짝 바닥에 닿도록 하여 실시해요. 제자리로 돌아올 때까지 엄마는 아이의 허리를 잡아줘요.

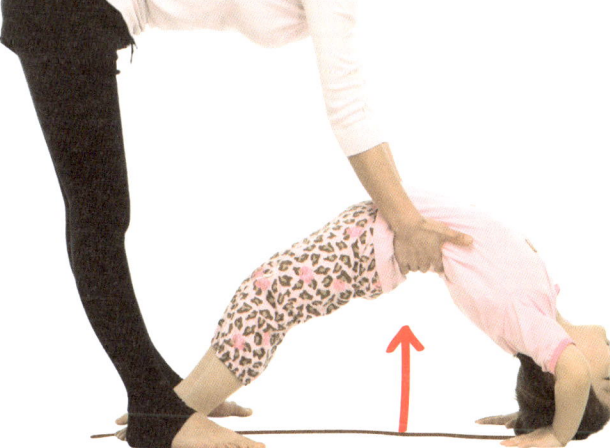

B:Bicycle 자전거

- Point : 배의 힘을 길러주고 다리 라인을 예쁘게 만들어줘요.
- Play : 누워서 자전거를 타요.

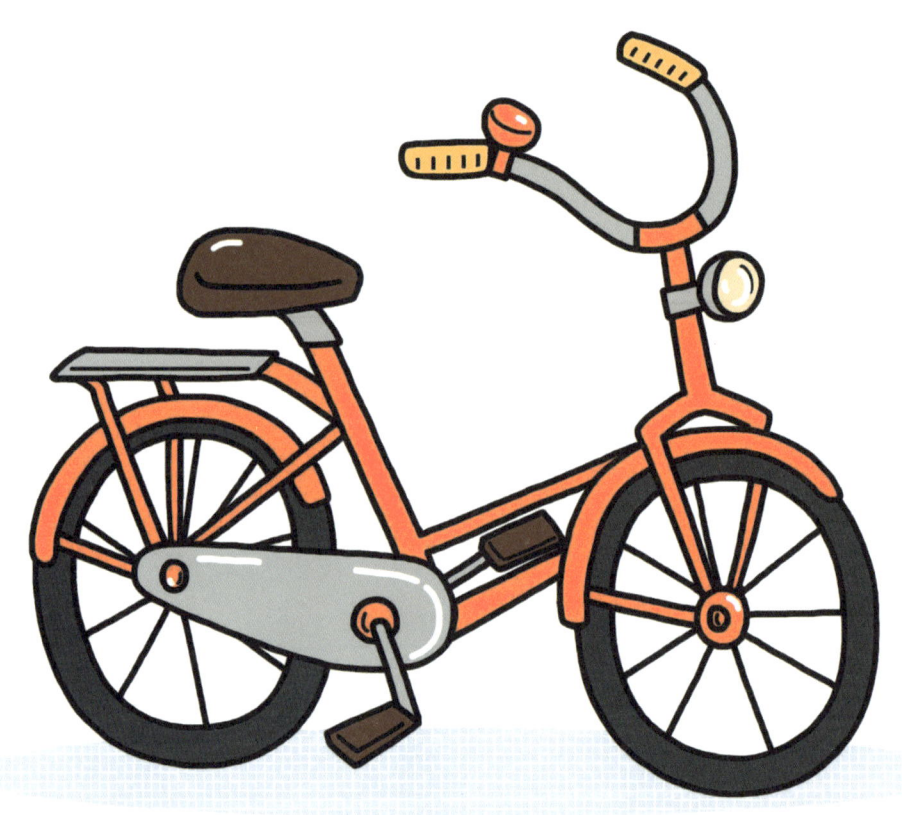

엄마에게 확인받기 꾹!

Let's together! 엄마와 함께해요!

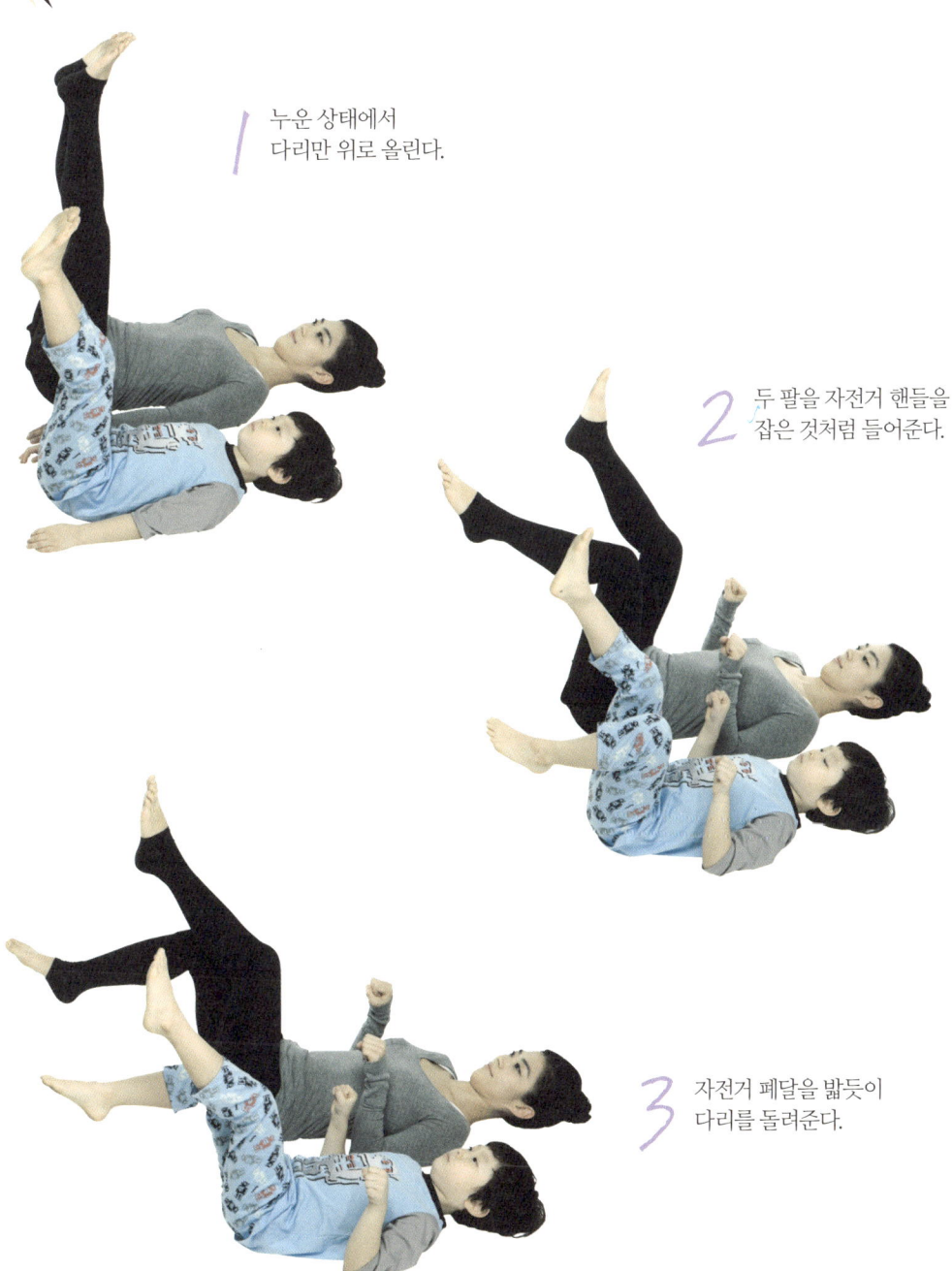

1 누운 상태에서 다리만 위로 올린다.

2 두 팔을 자전거 핸들을 잡은 것처럼 들어준다.

3 자전거 페달을 밟듯이 다리를 돌려준다.

C:Chair 의자

Point 다리와 엉덩이에 탄력이 생기고 지구력을 길러줘요.

Play 의자에 앉아봐요.

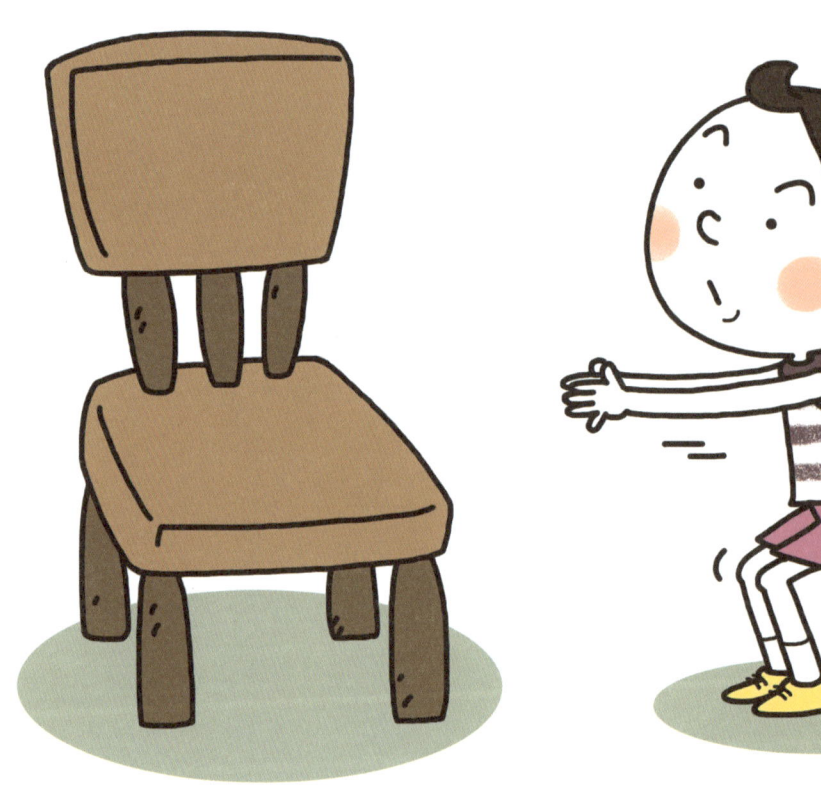

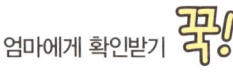 엄마에게 확인받기 꾹!

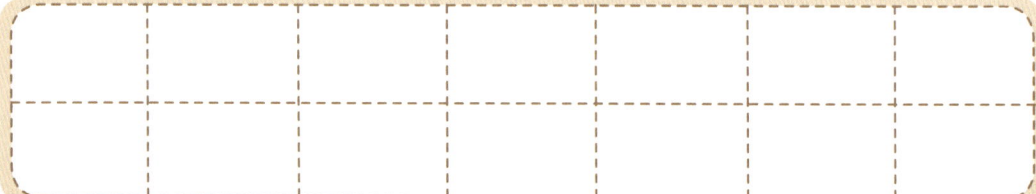

Let's together! 엄마와 함께해요!

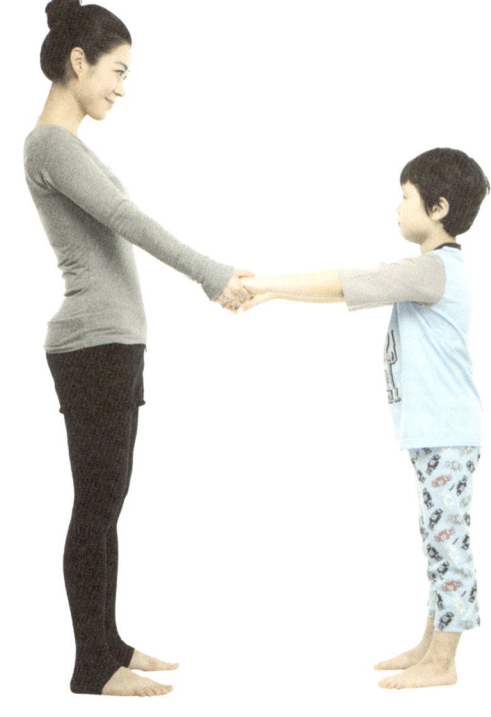

1 마주보고 두 손을 맞잡는다.

2 무릎을 구부리고 엉덩이와 무릎이 수평이 되도록 내려갔다가 천천히 올라온다. 3~5회 정도 반복한다.

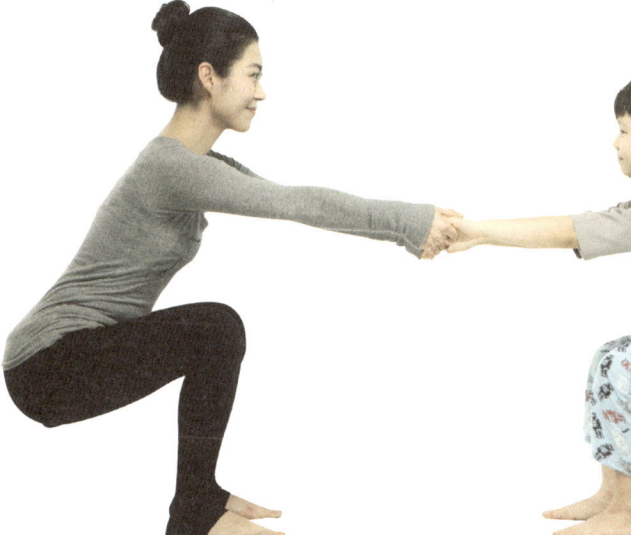

Chapter 02 알파벳으로 배우는 홈 스트레칭

D: Duck 오리

Point 엉덩이를 예쁘게 만들어주고 허리를 튼튼하게 해줘요.

Play "꽥꽥!" 오리 소리를 내며 오리걸음을 따라해봐요.

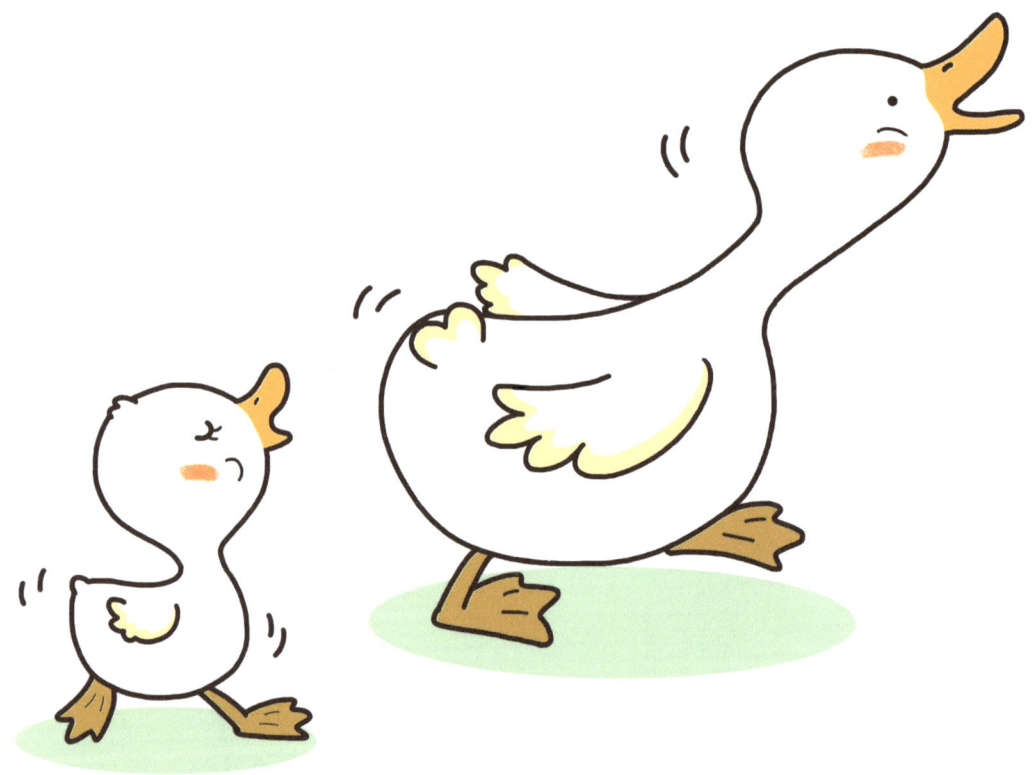

엄마에게 확인받기 꾹!

Let's together! 엄마와 함께해요!

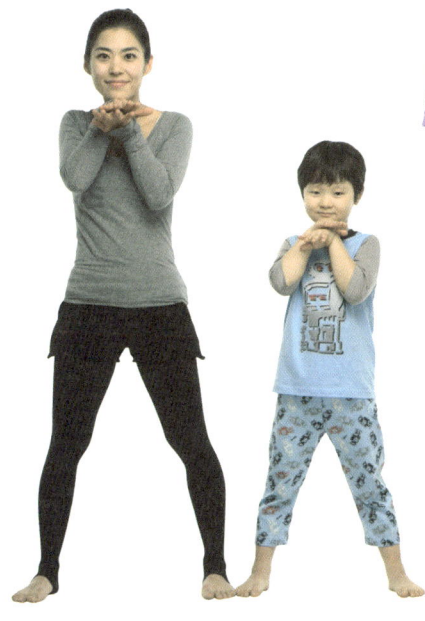

1. 두 손은 턱밑으로 포개어 놓는다.

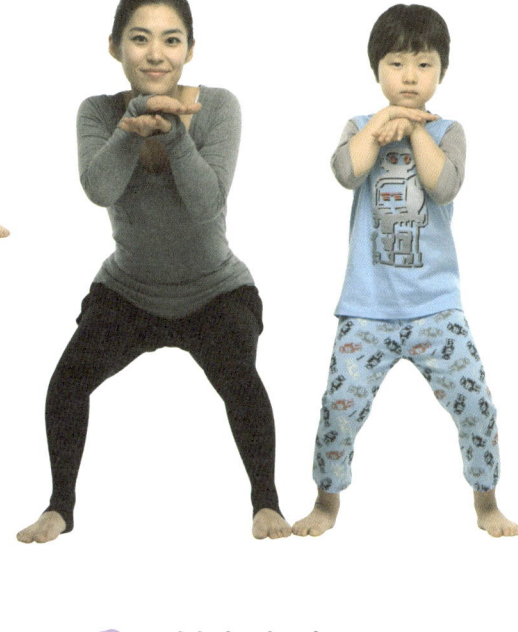

2. 무릎을 살짝 구부리고 엉덩이를 뒤로 살짝 빼서 오리궁둥이를 만든다.

3. 오리가 뒤뚱뒤뚱 걷는 것처럼 엉덩이를 좌, 우로 번갈아 가면 흔든다.

tip
엄마와 아이가 엉덩이 뽀뽀를 하면서 흔들면 더욱 재미있어요.

E: Elephant 코끼리

Point 다리의 힘을 길러주고 어깨의 유연성을 키워줘요.

Play 코끼리 코를 팔과 다리로 만들어봐요.

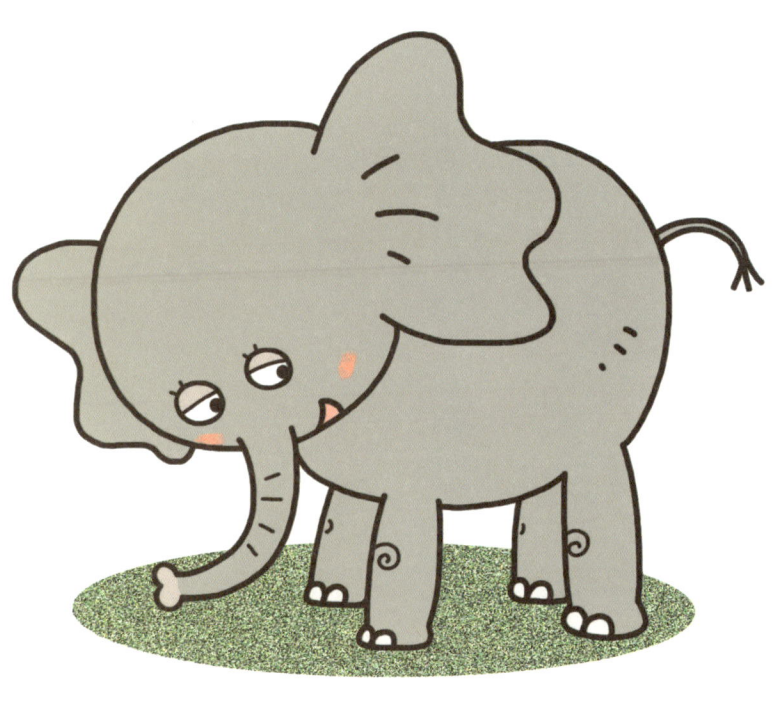
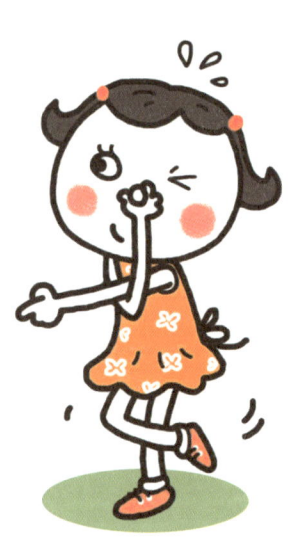

엄마에게 확인받기 꾹!

> **Let's together!** 엄마와 함께해요!

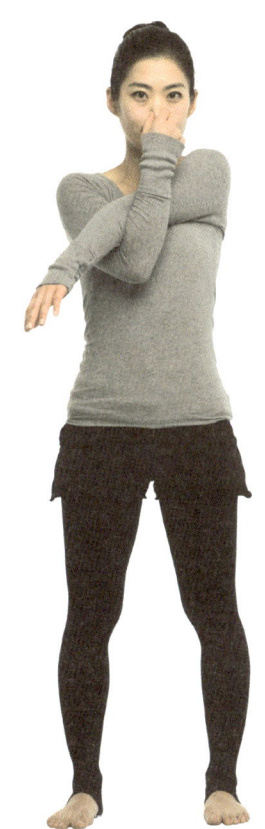

1 손으로 코끼리 코를 만든다.

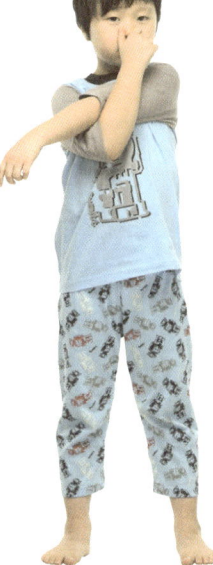

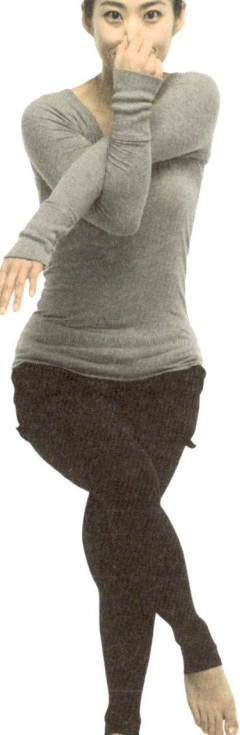

tip
이대로 5~10초 버텨요!
반대쪽으로도 실시해요~

2 무릎을 살짝 구부리고 한쪽 다리를 들어서 반대쪽 다리 허벅지 위에 올려 놓는다.

F:Foot 발

Point   발목의 유연성을 키우고 다리 뒷라인을 예쁘게 만들어줘요.

Play   발목 운동을 해봐요.

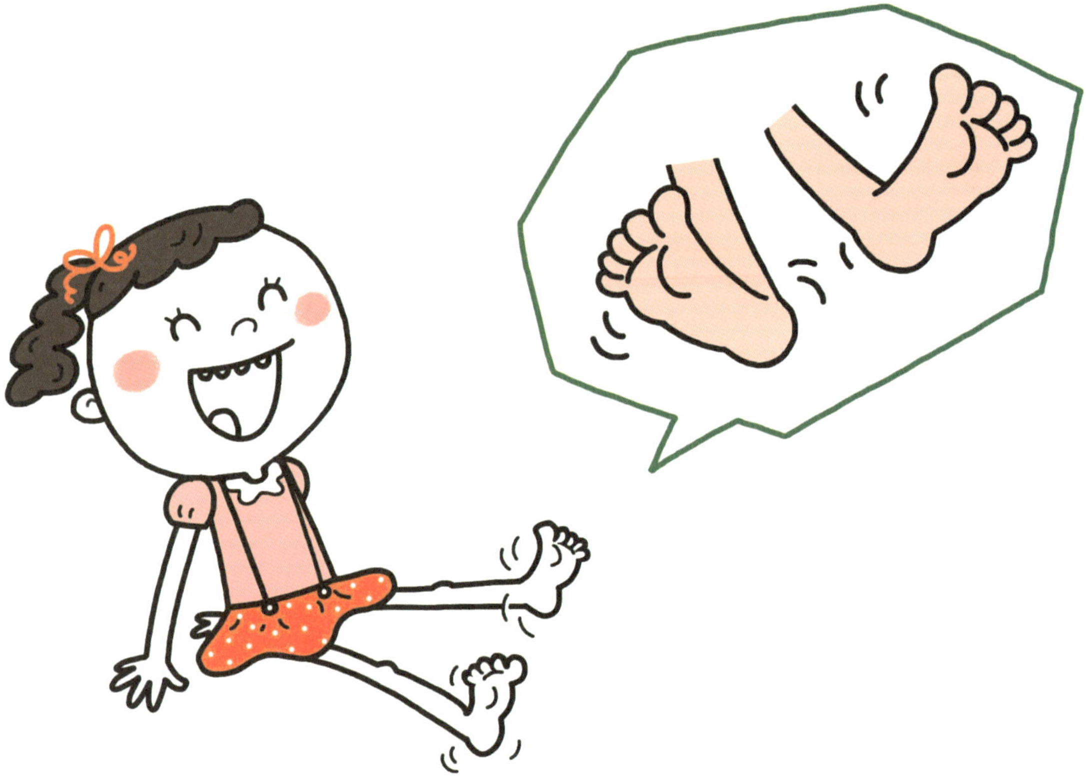

엄마에게 확인받기 꾹!

Let's together! 엄마와 함께해요!

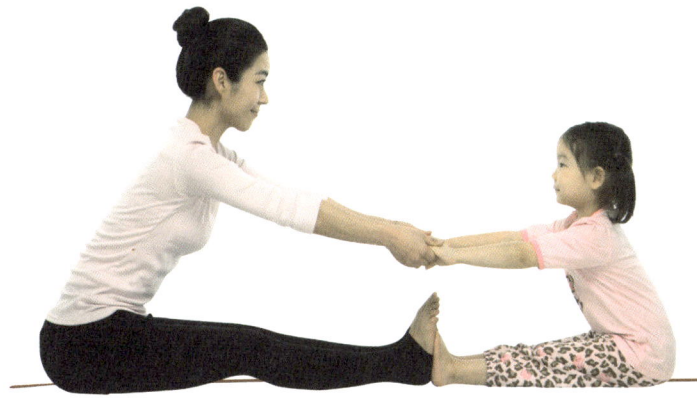

1. 마주보고 두 다리를 쭉 펴서 발바닥을 맞대고 두 손을 맞잡는다.

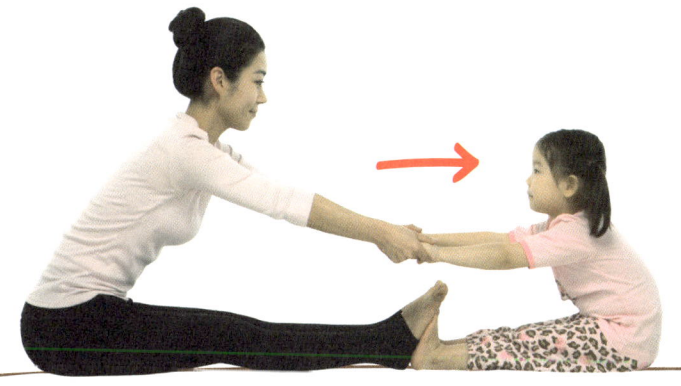

2. 엄마가 먼저 두 발 끝에 힘을 주어 아이의 발바닥을 밀어내며 다리를 스트레칭한다.

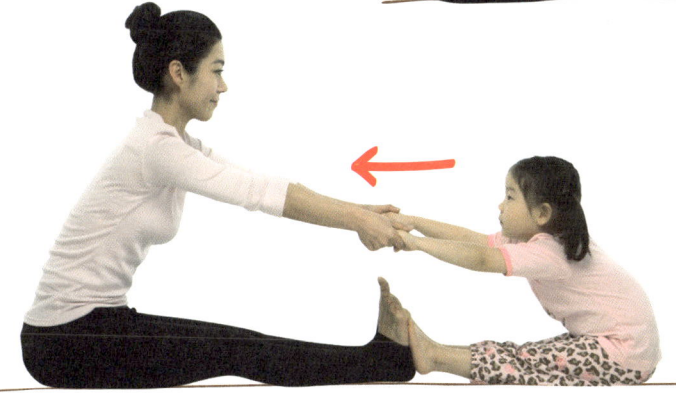

3. 이번엔 아이가 엄마의 발바닥을 두 발 끝으로 밀어내며 스트레칭한다.

G: **Gorilla** 고릴라

Point 다리와 팔의 힘을 길러주고 균형감각을 키워준다.

Play 고릴라가 되어 봐요.

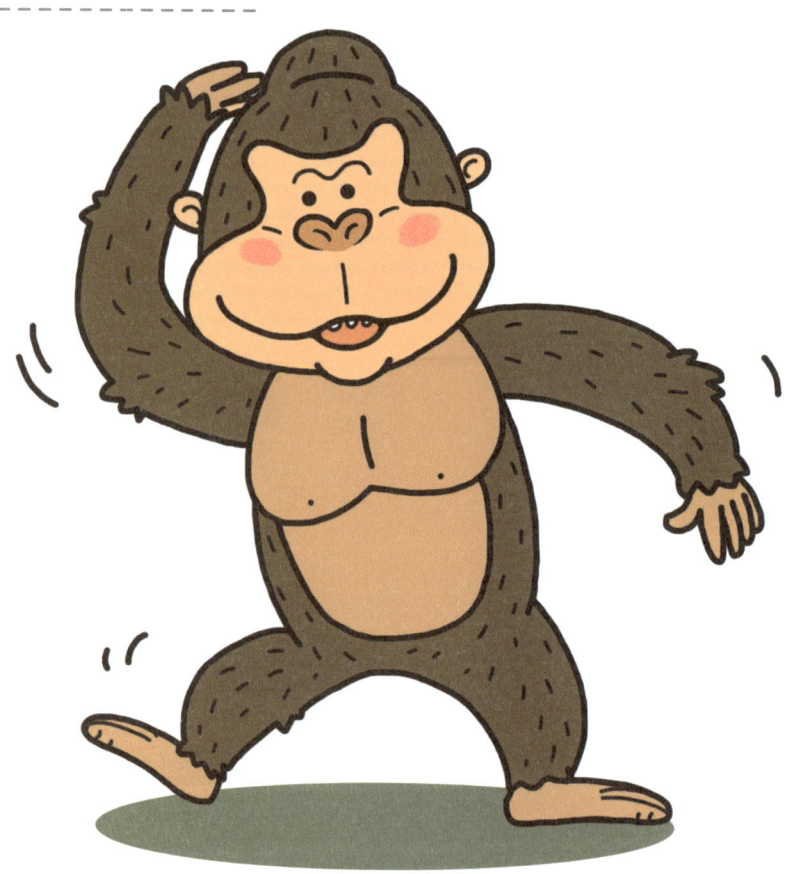

엄마에게 확인받기 꾹!

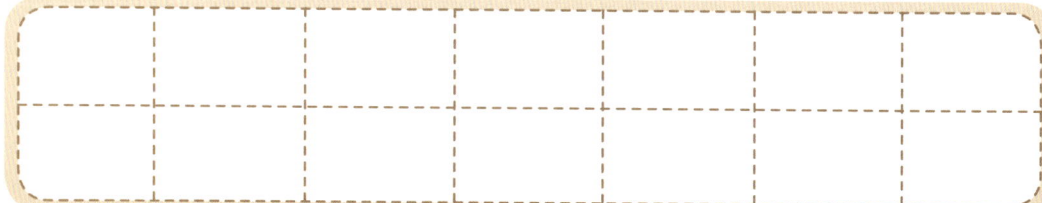

Let's together! 엄마와 함께해요!

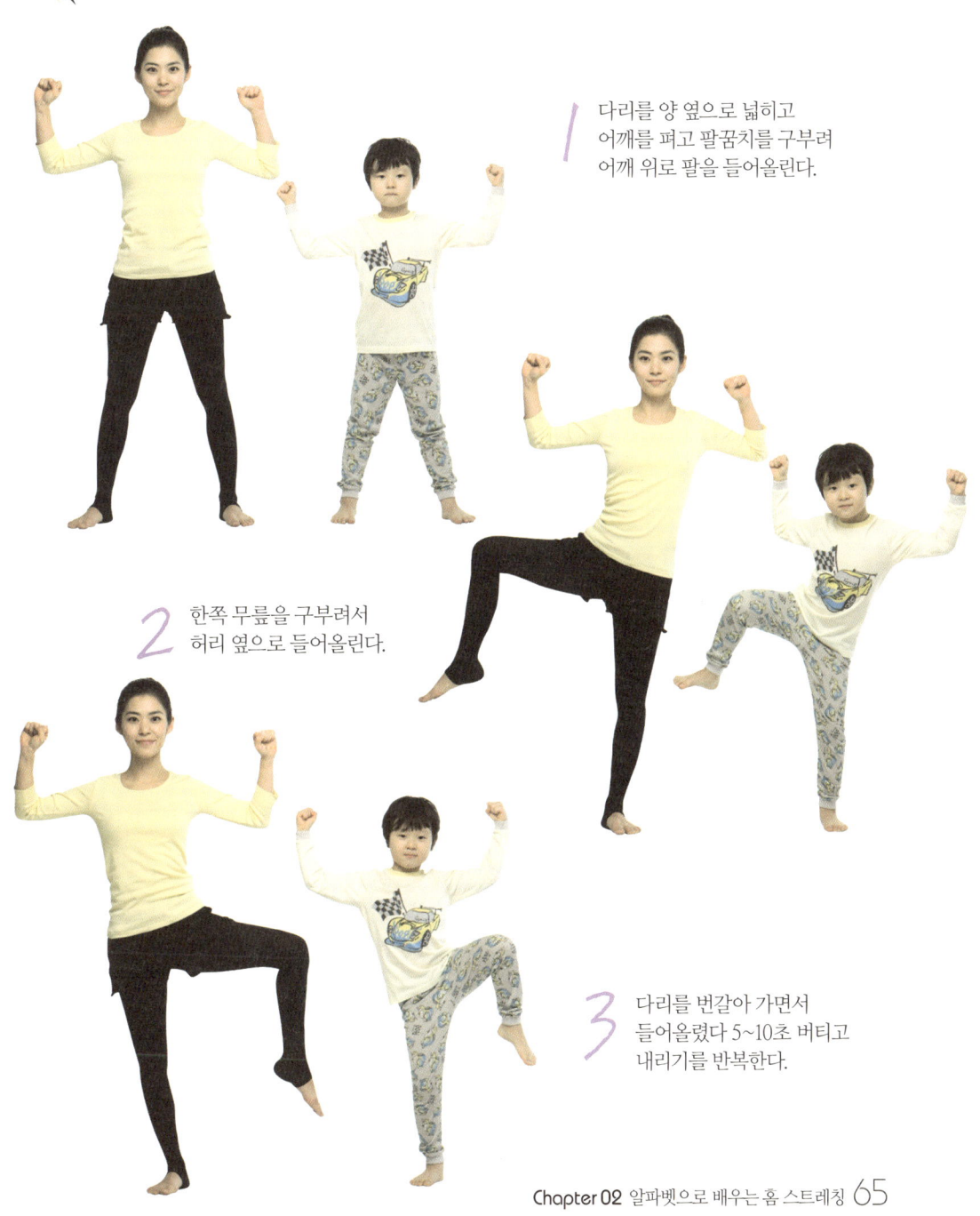

1 다리를 양 옆으로 넓히고 어깨를 펴고 팔꿈치를 구부려 어깨 위로 팔을 들어올린다.

2 한쪽 무릎을 구부려서 허리 옆으로 들어올린다.

3 다리를 번갈아 가면서 들어올렸다 5~10초 버티고 내리기를 반복한다.

Chapter 02 알파벳으로 배우는 홈 스트레칭

H:Heart 하트

Point 다리의 힘을 길러주고 허리 옆라인을 예쁘게 만들어줘요.

Play 엄마와 함께 하트를 만들어 사랑 표현을 해봐요.

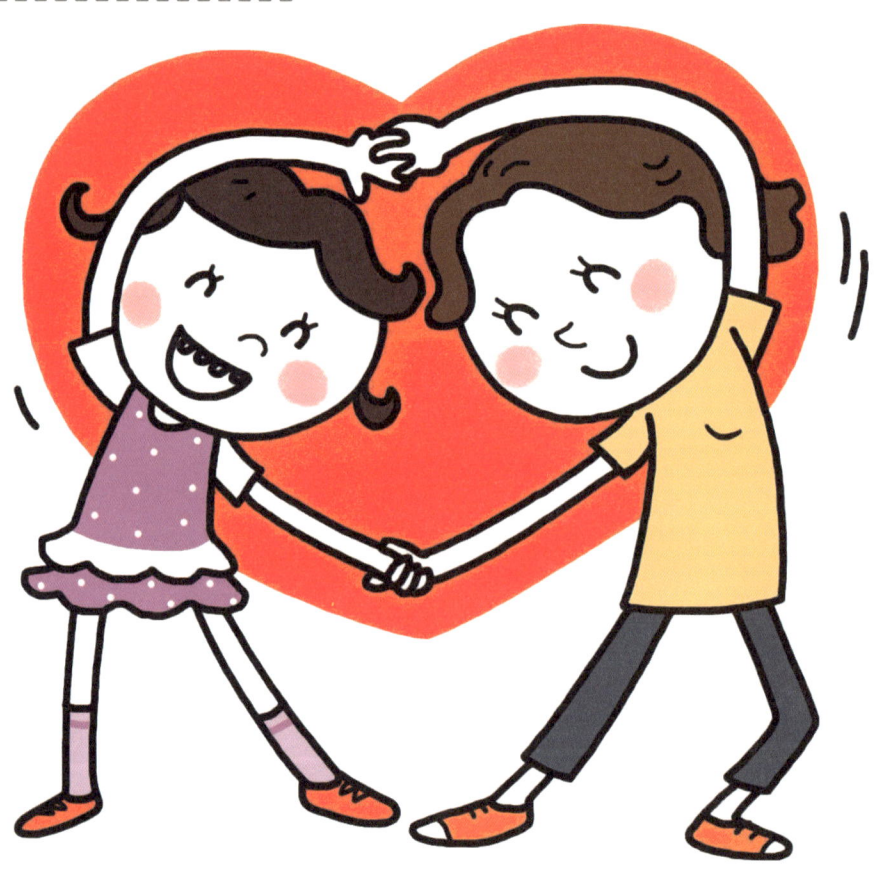

엄마에게 확인받기 꾹!

Let's together! 엄마와 함께해요!

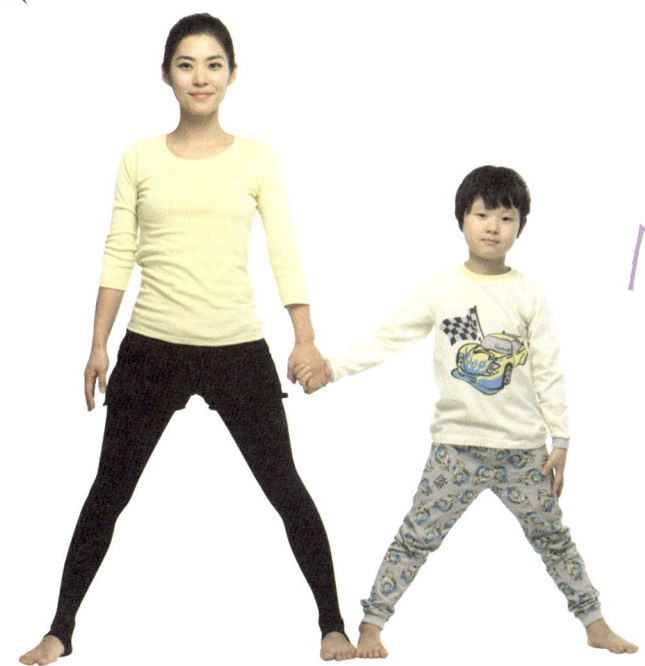

1. 엄마와 아이가 다리를 넓힌 상태에서 서로 한쪽 발 옆라인을 붙이고 손을 잡은 채로 앞을 바라보고 선다.

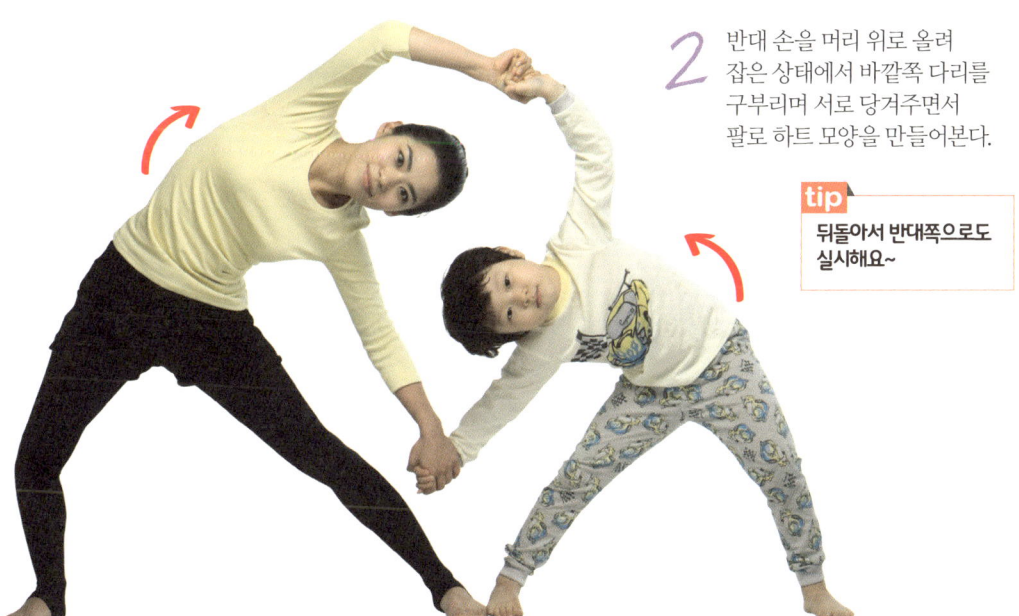

2. 반대 손을 머리 위로 올려 잡은 상태에서 바깥쪽 다리를 구부리며 서로 당겨주면서 팔로 하트 모양을 만들어본다.

tip 뒤돌아서 반대쪽으로도 실시해요~

I:Iguana 이구아나

Point 등과 허리의 힘을 길러주고 골반 균형을 잡아줘요.

Play 성큼성큼 기어가는 이구아나의 모습을 따라해봐요.

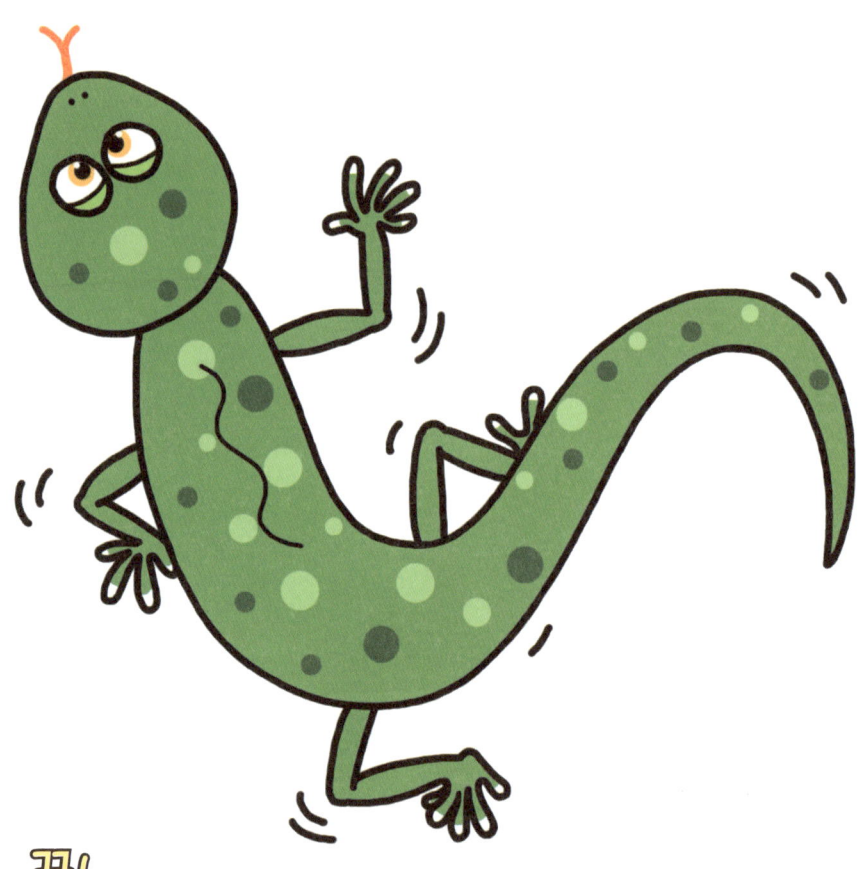

엄마에게 확인받기 꾹!

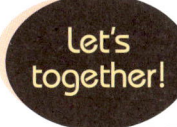 **엄마와 함께해요!**

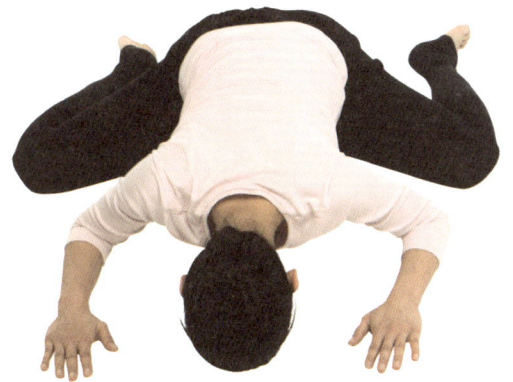
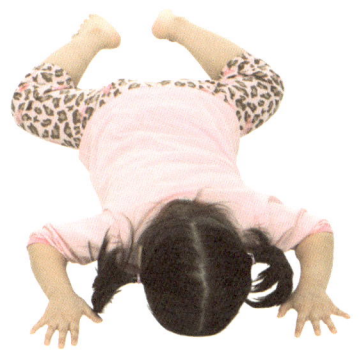

1 바닥에 팔꿈치와 무릎을 구부린 채 엎드린다.

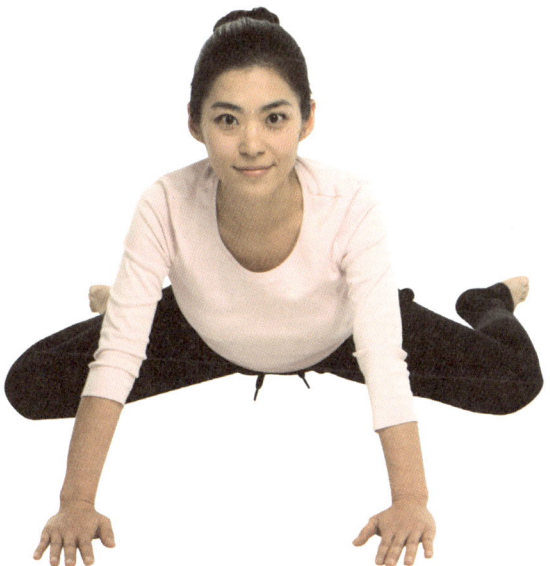
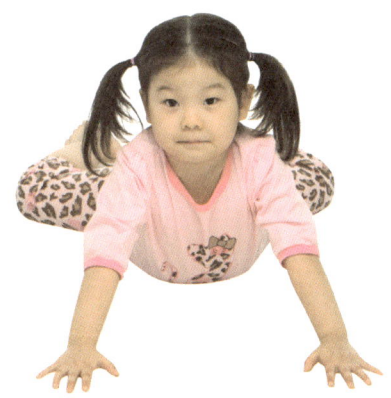

2 손바닥으로 바닥을 밀며 상체를 천천히 들어 올려 5~10초 동안 버틴다.

J:Jump 점프

Point 키 성장에 도움을 주고 순발력을 키워줘요.

Play 하늘 높이 뛰어봐요.

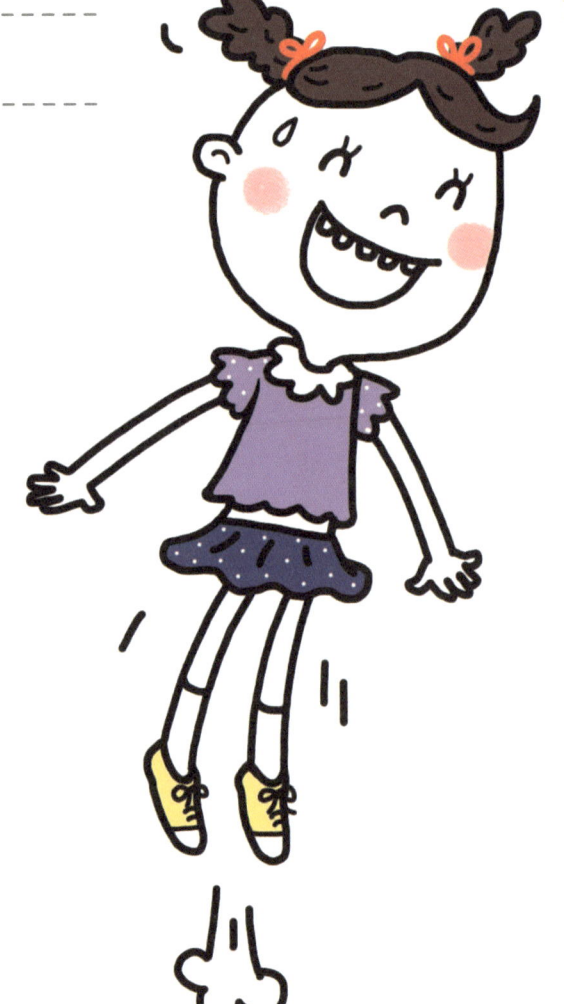

엄마에게 확인받기 꾹!

Let's together! 엄마와 함께해요!

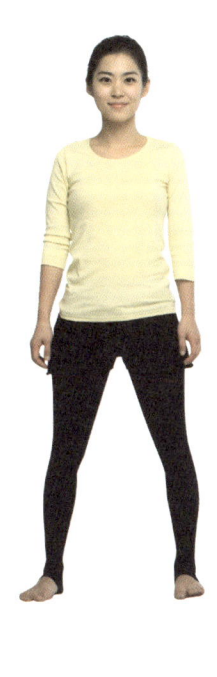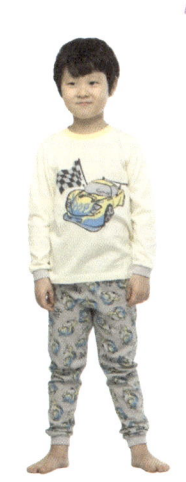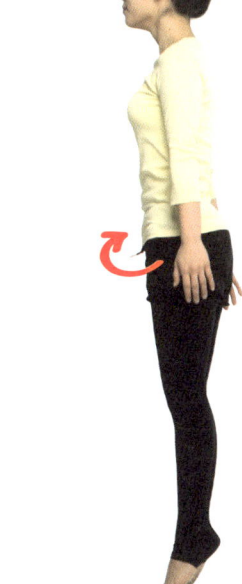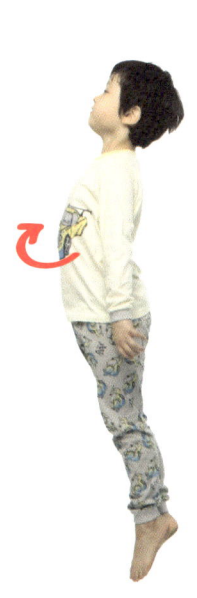

1. 어깨너비로 다리를 넓힌다.

2. 무릎을 살짝 구부렸다가 발바닥을 밀어내며 점프하면서 180도 회전한다.

tip 이후 점프가 잘되면 한 바퀴를 돌아봐요~

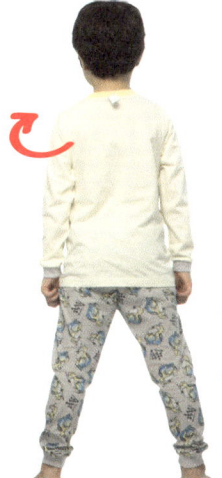

3. 180도 회전 후 착지했을 때 뒤를 바라보게 된다. 한 번 더 실시하여 다시 제자리에 오도록 한다.

Chapter 02 알파벳으로 배우는 홈 스트레칭

K:Kick 킥, 차기

Point 배와 다리의 힘을 길러주고 균형 감각을 키워줘요.

Play 축구선수처럼 멋지게 킥을 해봐요.

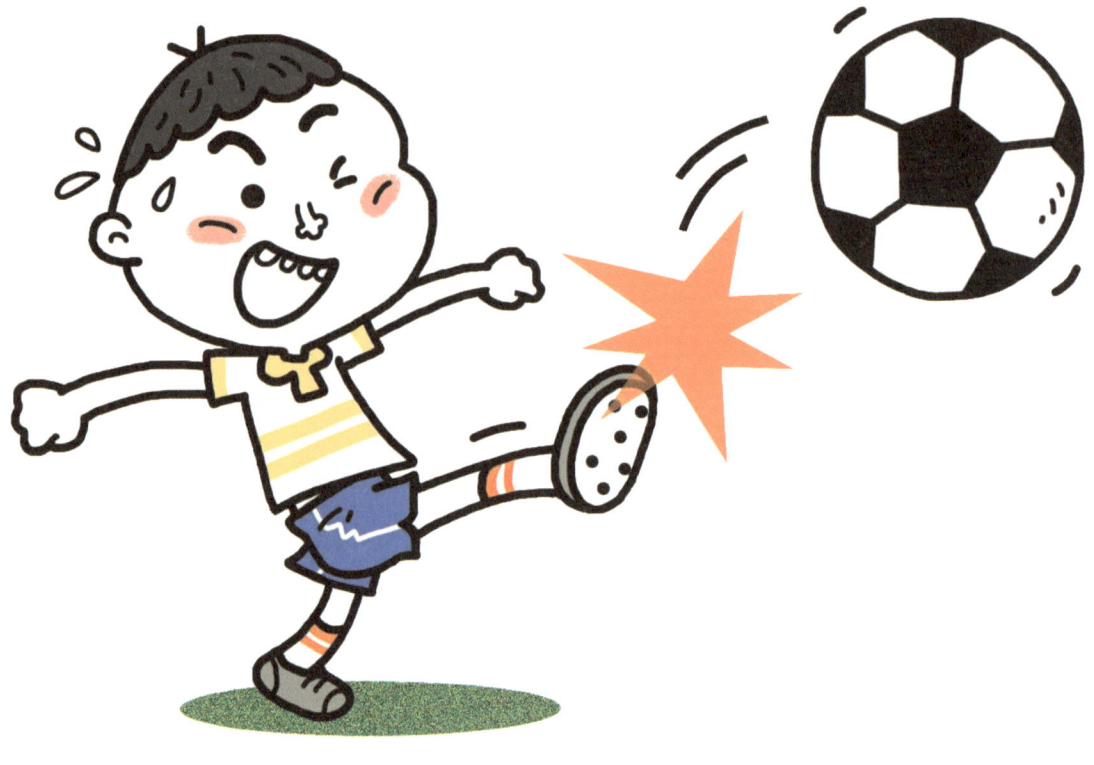

엄마에게 확인받기 꾹!

> Let's together!

엄마와 함께해요!

1. 엄마와 아이가 마주보고 서서 두 손을 잡는다.

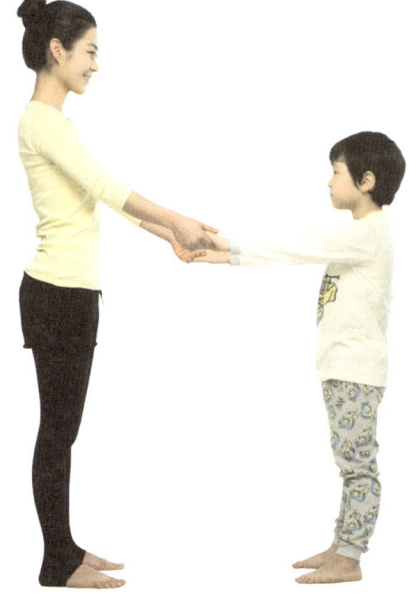

2. 서로 같은 다리를 들어 상대의 엉덩이 바깥쪽으로 90도 각도만큼 들어올리며 킥을 한다.

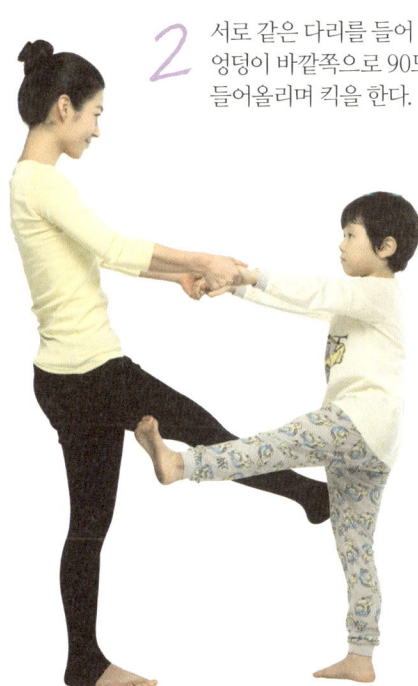

3. 두 다리를 번갈아가면서 킥을 한다.

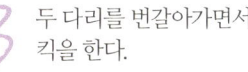

tip
다리를 뒤쪽 방향으로 킥을 해주면 힙업에 좋아요.

L:Lift 들어올리기

Point 균형감각을 키우고 허리와 다리 힘을 길러줘요.

Play 엄마가 아이를 들어 올려 비행기를 태워줘요.

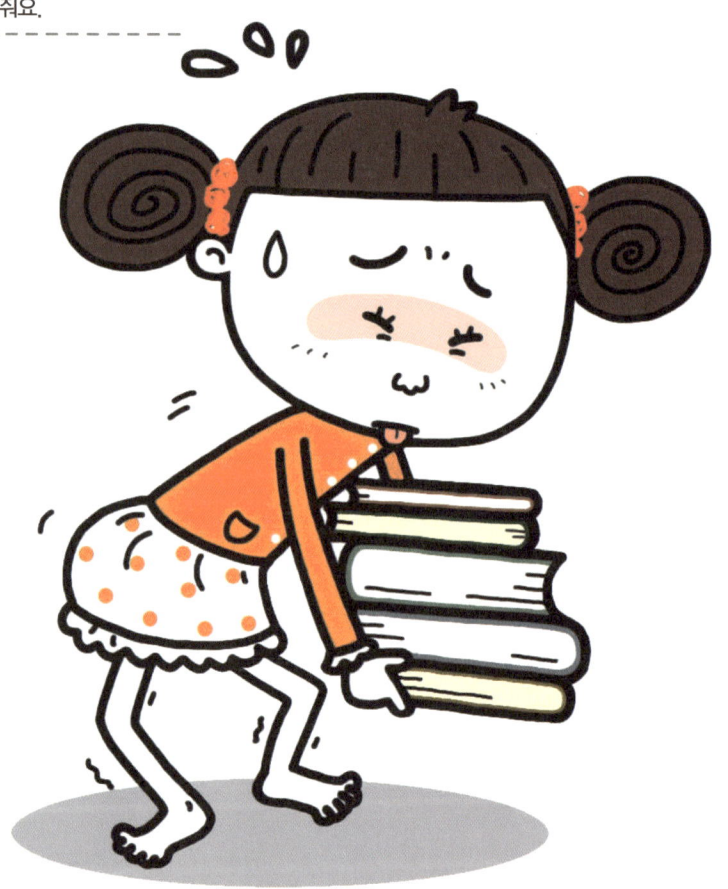

엄마에게 확인받기 꾹!

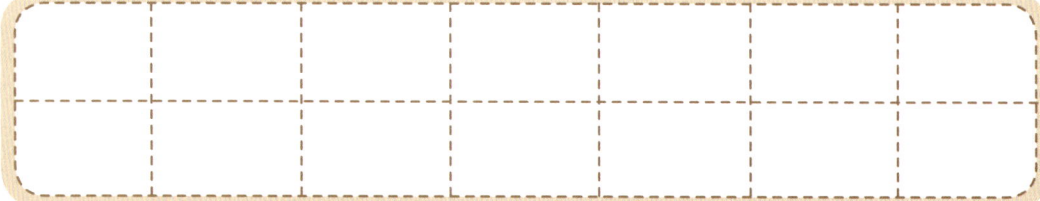

Let's together! 엄마와 함께해요!

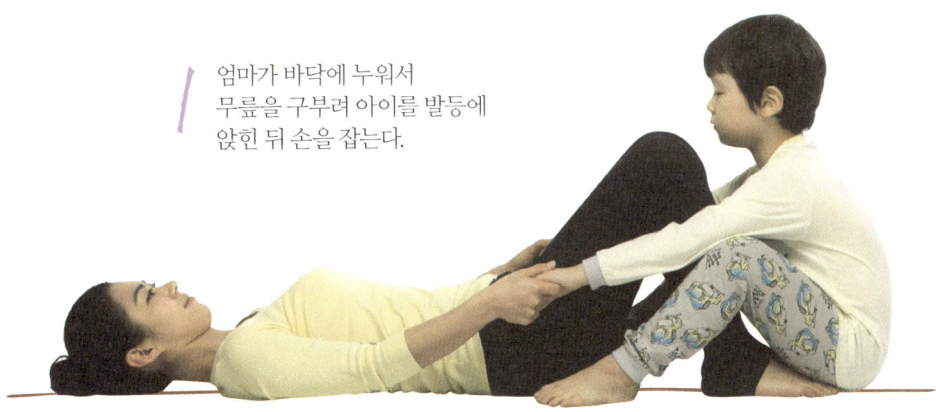

1 엄마가 바닥에 누워서 무릎을 구부려 아이를 발등에 앉힌 뒤 손을 잡는다.

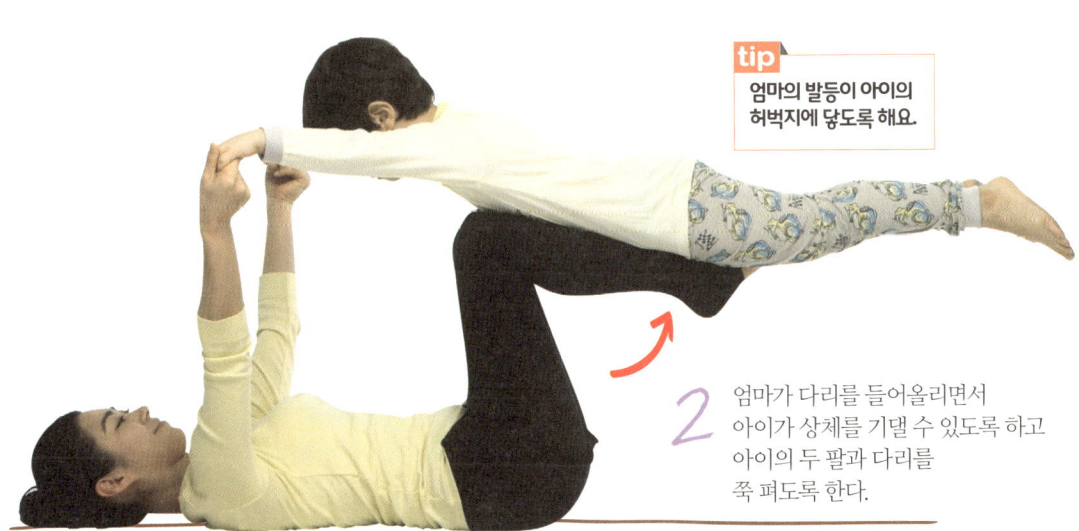

tip 엄마의 발등이 아이의 허벅지에 닿도록 해요.

2 엄마가 다리를 들어올리면서 아이가 상체를 기댈 수 있도록 하고 아이의 두 팔과 다리를 쭉 펴도록 한다.

M:Mountain 산

Point 어깨를 튼튼하게 해주고 다리 라인을 예쁘게 만드는 데 효과적이에요.

Play 산 모양을 만들어봐요.

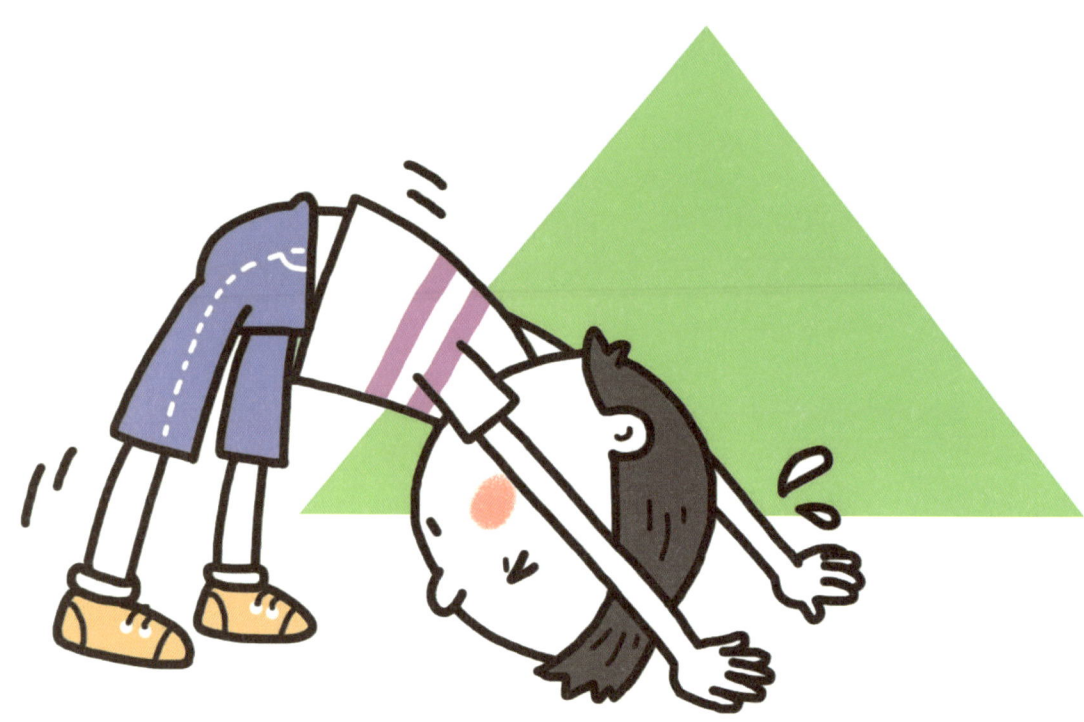

엄마에게 확인받기 꾹!

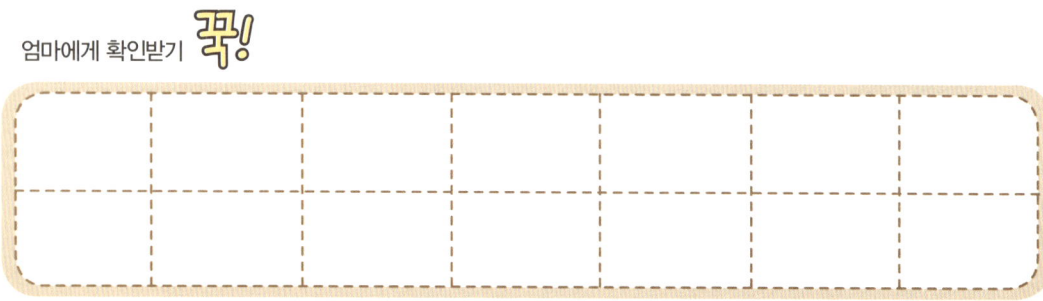

Let's together! 엄마와 함께해요!

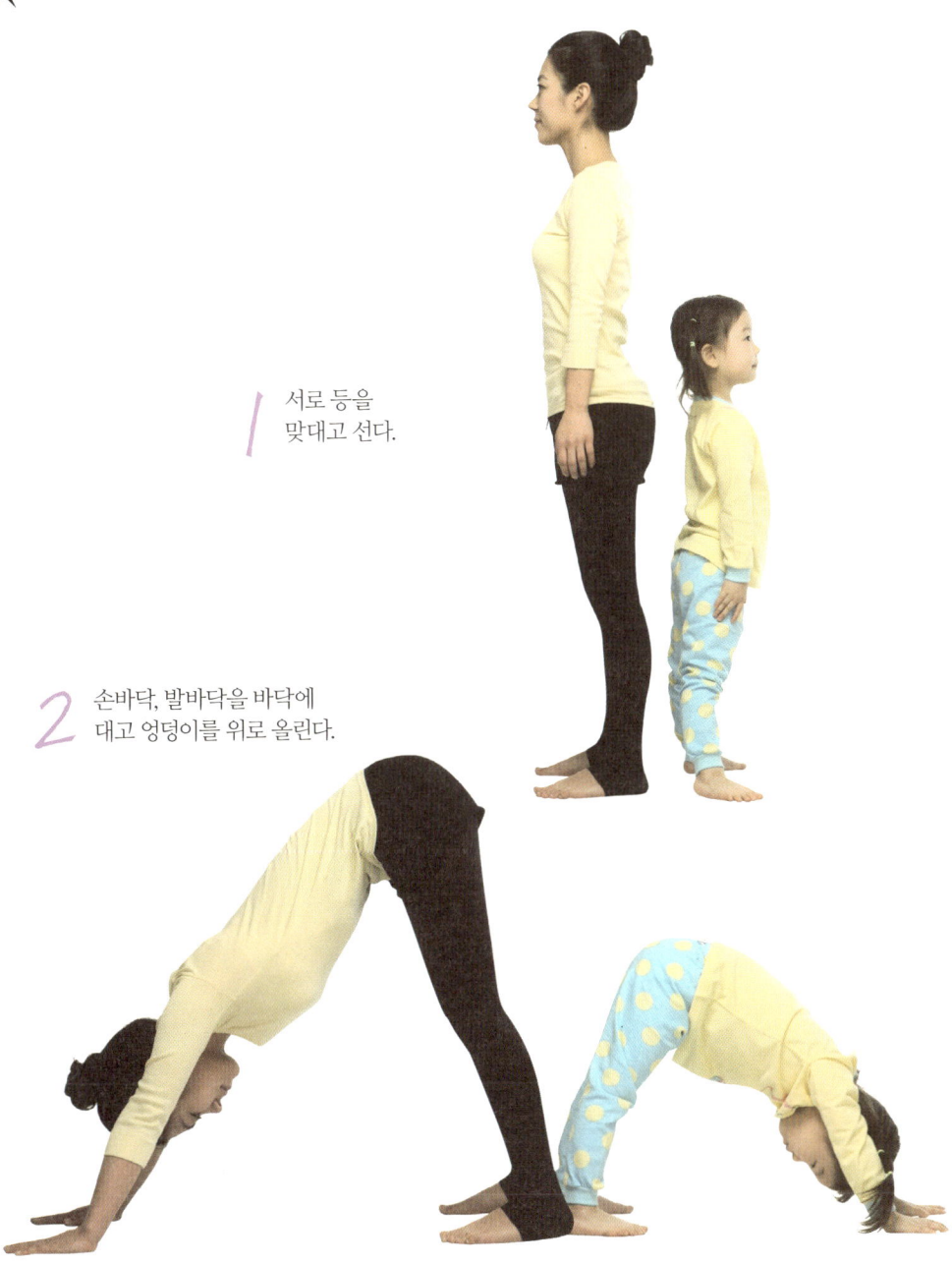

1 서로 등을 맞대고 선다.

2 손바닥, 발바닥을 바닥에 대고 엉덩이를 위로 올린다.

Chapter 02 알파벳으로 배우는 홈 스트레칭

N:Neck 목

Point 목 관절을 부드럽게 해줘요.

Play 부드럽게 목운동을 해봐요.

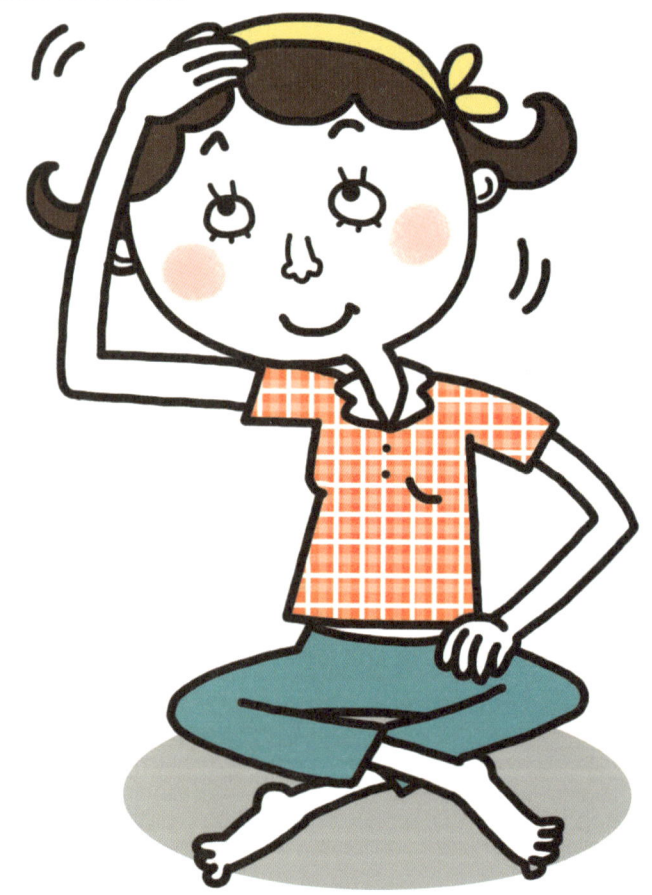

엄마에게 확인받기 꾹!

Let's together! 엄마와 함께해요!

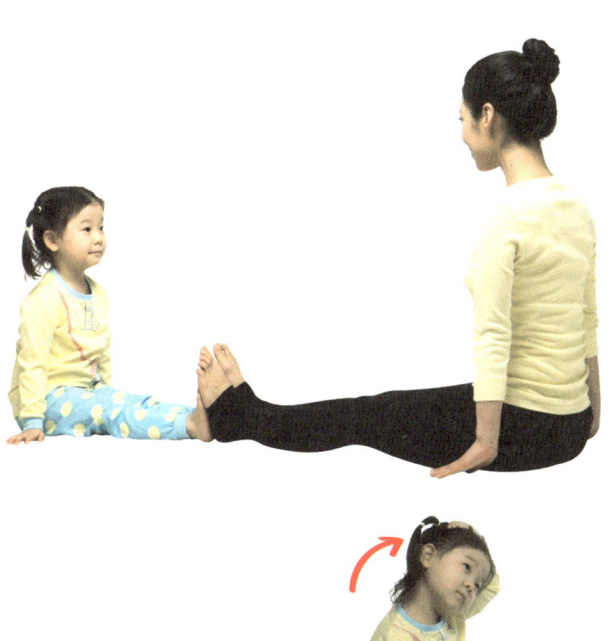

1. 엄마와 아이가 발바닥을 마주대고 다리를 쭉 펴고 앉는다.

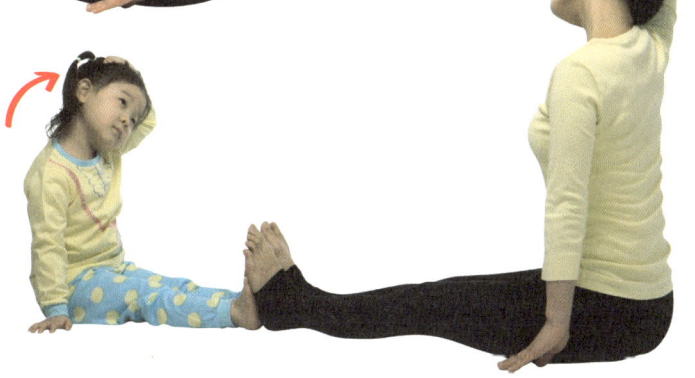

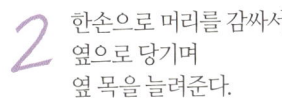

2. 한손으로 머리를 감싸서 옆으로 당기며 옆 목을 늘려준다.

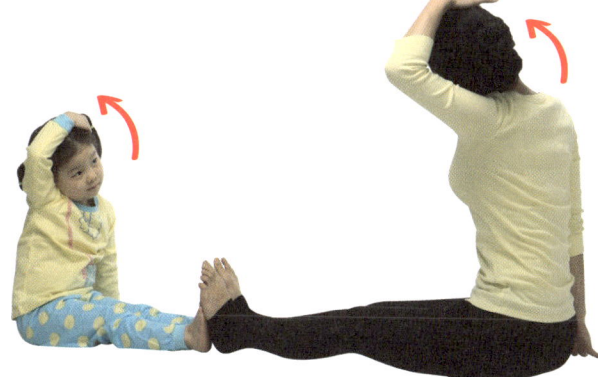

3. 반대로도 실시하여 좌, 우 목 스트레칭을 한다.

O:Octopus 문어

Point 팔, 다리 관절을 부드럽게 해줘요.

Play 팔, 다리를 문어다리처럼 유연하게 움직여봐요.

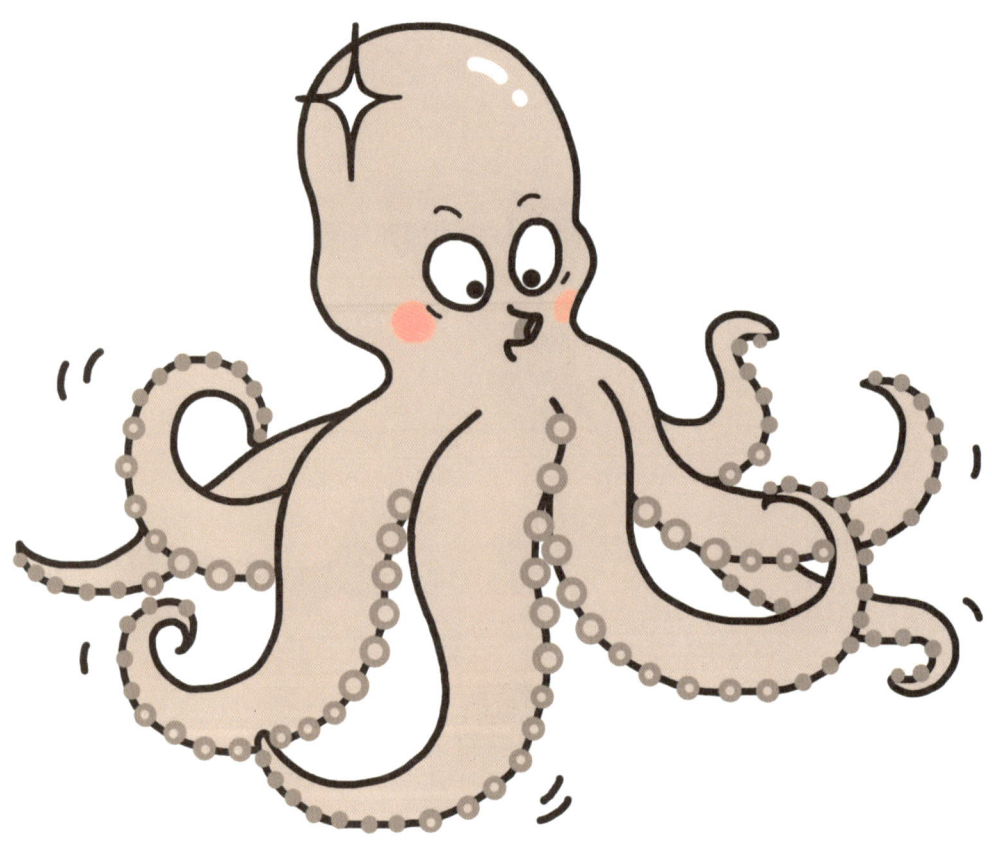

엄마에게 확인받기 꾹!

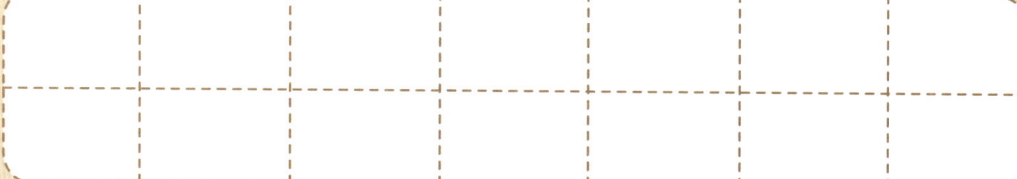

Let's together! 엄마와 함께해요!

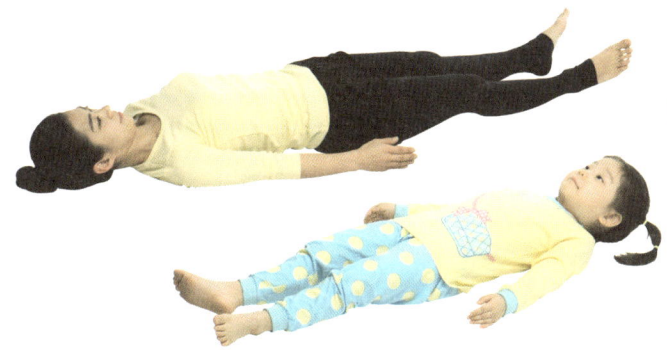

1 하늘을 보고 반듯하게 눕는다.

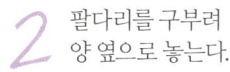

2 팔다리를 구부려 양 옆으로 놓는다.

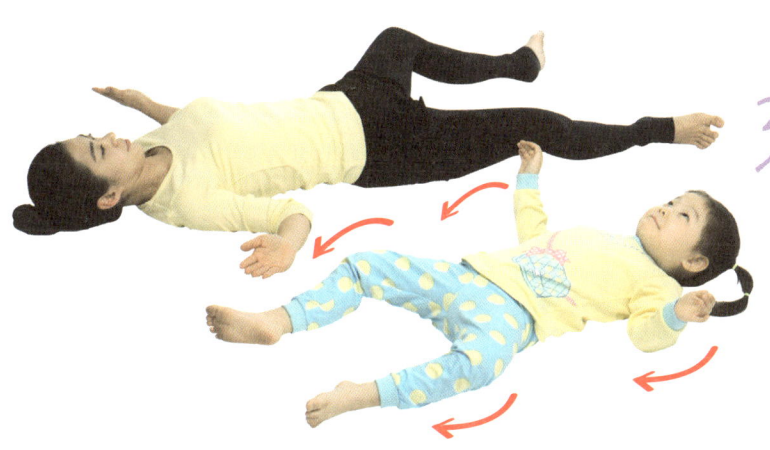

3 구부린 팔다리를 아래로 밀어주며 쭉 펴준다. 부드럽게 팔다리를 구부렸다 폈다를 반복한다.

P:Phone 전화

Point 배와 다리 안쪽의 힘을 키우고 엄마와 아이의 친밀감을 느끼게 해요.

Play 전화 받는 모습을 몸으로 표현해봐요.

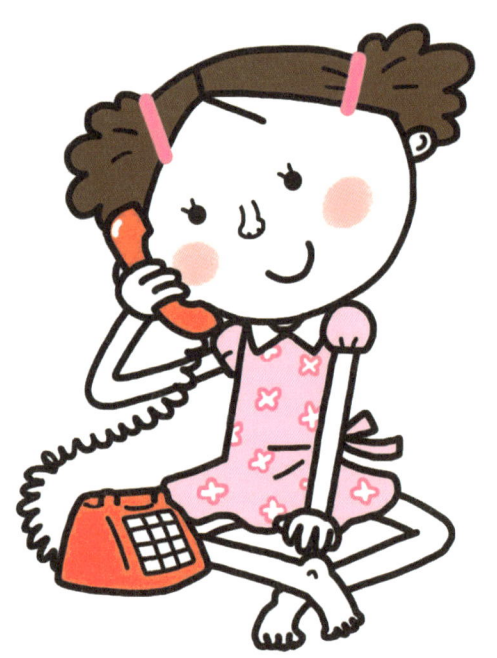
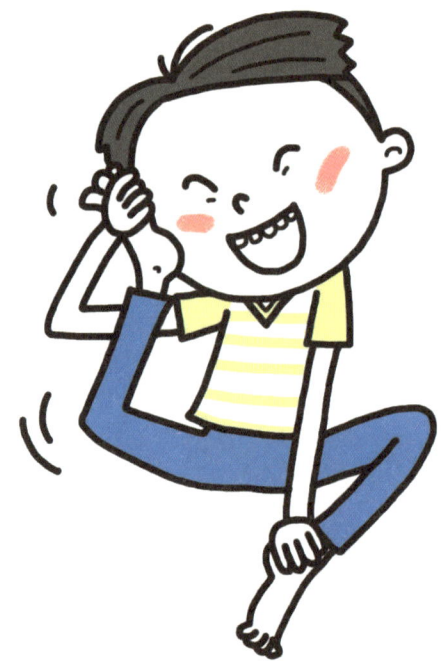

엄마에게 확인받기 꾹!

Let's together! 엄마와 함께해요!

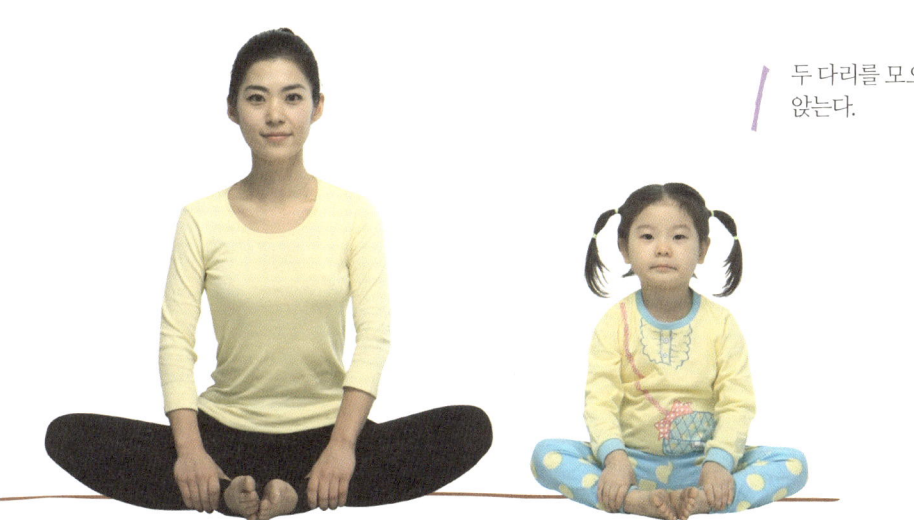

1 두 다리를 모으고 앉는다.

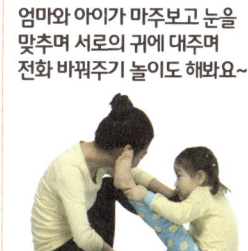

tip
엄마와 아이가 마주보고 눈을 맞추며 서로의 귀에 대주며 전화 바꿔주기 놀이도 해봐요~

2 한쪽 다리를 올려 귀에 대며 전화 받는 자세를 만든다. 반대쪽으로도 실시한다.

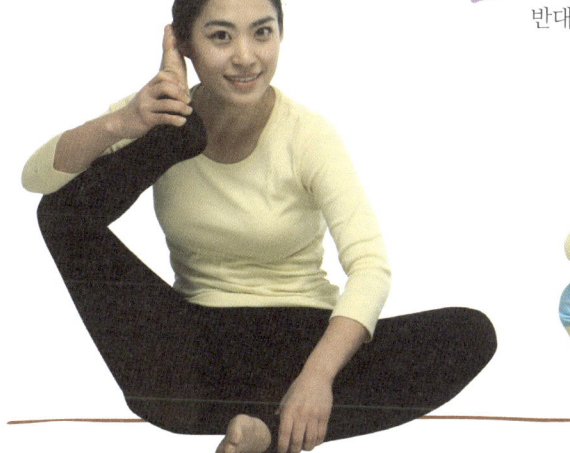

Chapter 02 알파벳으로 배우는 홈 스트레칭 83

Q:Quick 빠른

Point 민첩성을 키우고 속도 조절을 하면서 순발력을 향상시켜요.

Play 몸을 빠르게 움직여봐요.

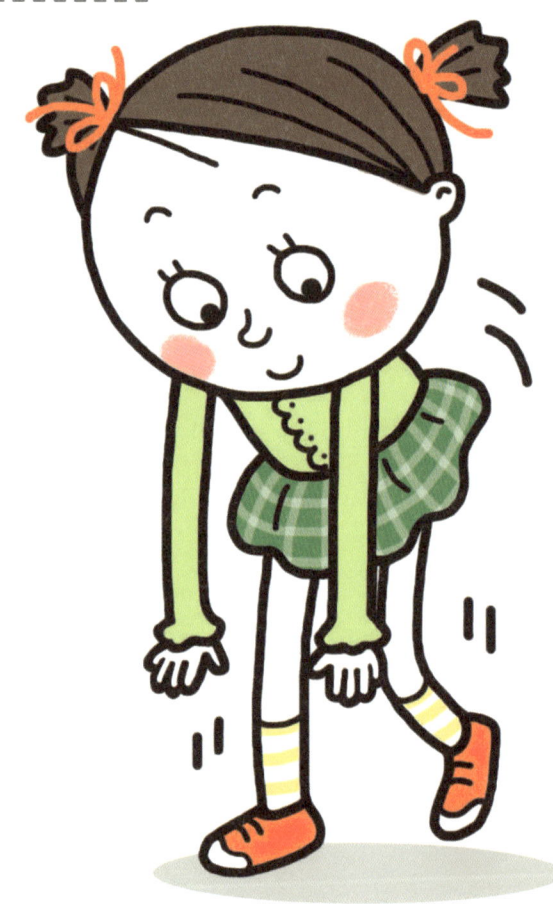

엄마에게 확인받기 꾹!

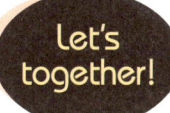

엄마와 함께해요!

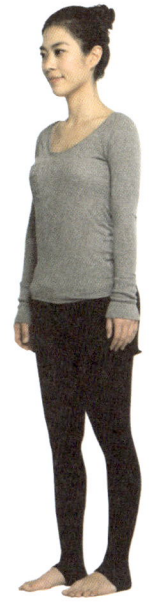

1 차렷 자세로 반듯하게 선다.

2 제자리 달리기 하듯이 다리를 빠르게 움직인다. 속도를 빠르게 느리게 반복해가며 제자리에서 움직인다.

tip 팔동작을 빠르게 하면 다리는 자연히 속도를 따라오게 돼요~

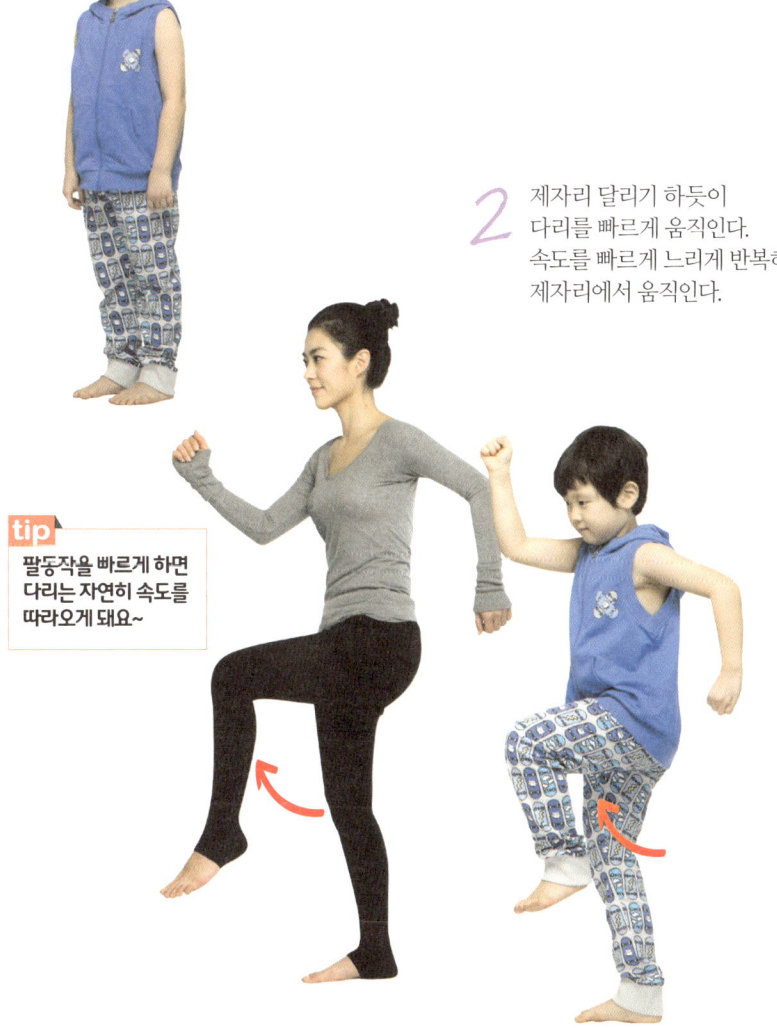

Chapter 02 알파벳으로 배우는 홈 스트레칭

R: Rope 밧줄

Point 협동심과 팔다리의 힘을 키워줘요.

Play 밧줄을 잡아당기는 모습을 표현해봐요.

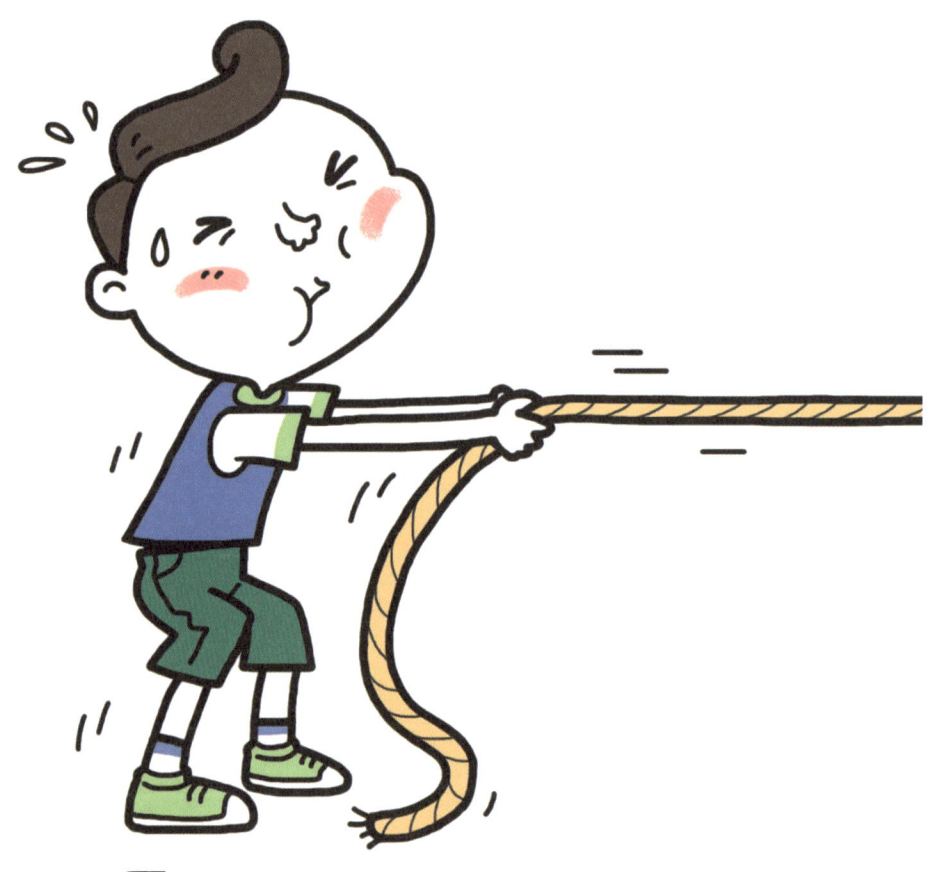

엄마에게 확인받기 꾹!

Let's together! 엄마와 함께해요!

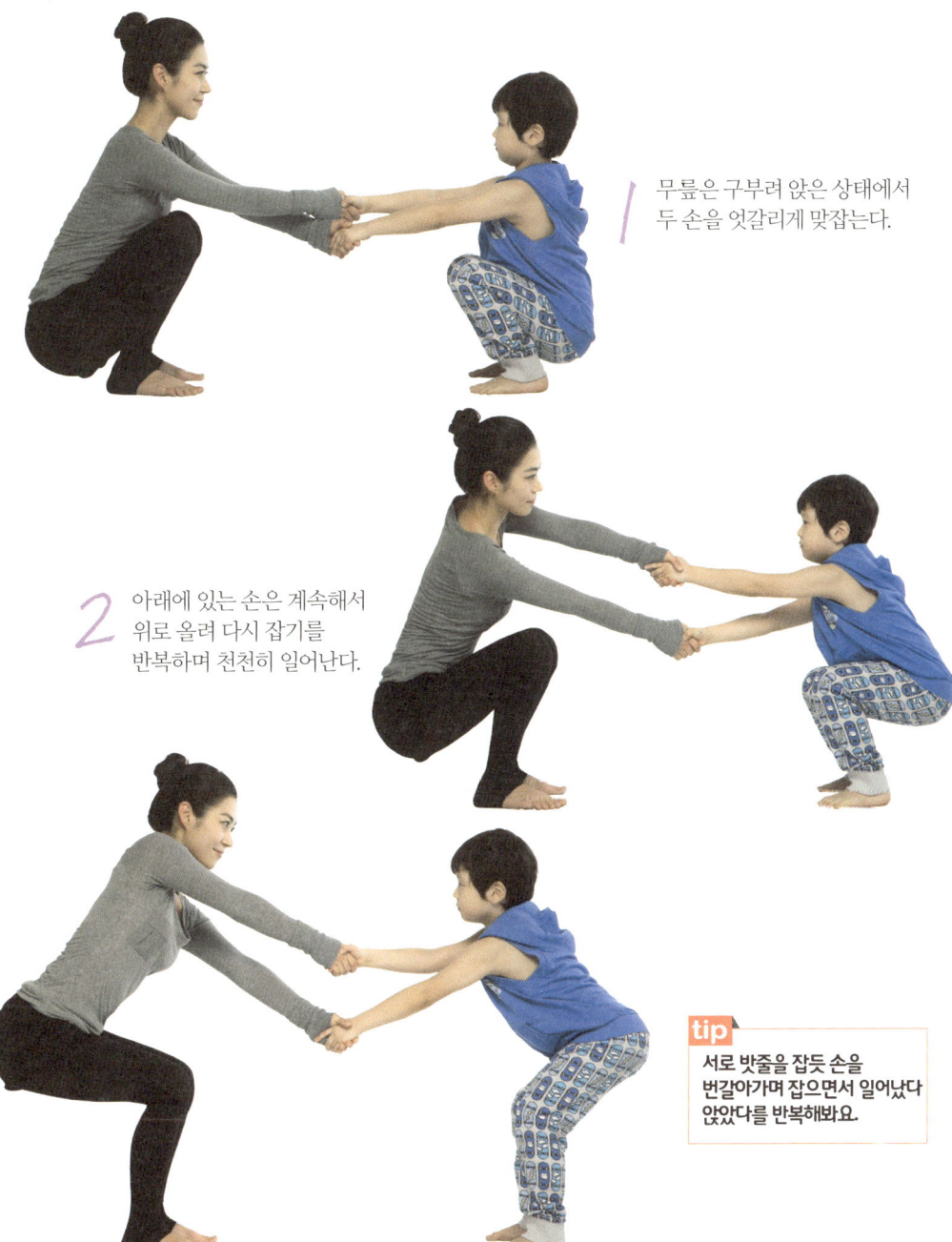

1. 무릎은 구부려 앉은 상태에서 두 손을 엇갈리게 맞잡는다.

2. 아래에 있는 손은 계속해서 위로 올려 다시 잡기를 반복하며 천천히 일어난다.

tip 서로 밧줄을 잡듯 손을 번갈아가며 잡으면서 일어났다 앉았다를 반복해봐요.

S:Slide 미끄럼틀

Point   가슴과 어깨를 펴주고 다리의 힘을 길러줘요.

Play   미끄럼틀을 함께 만들어봐요.

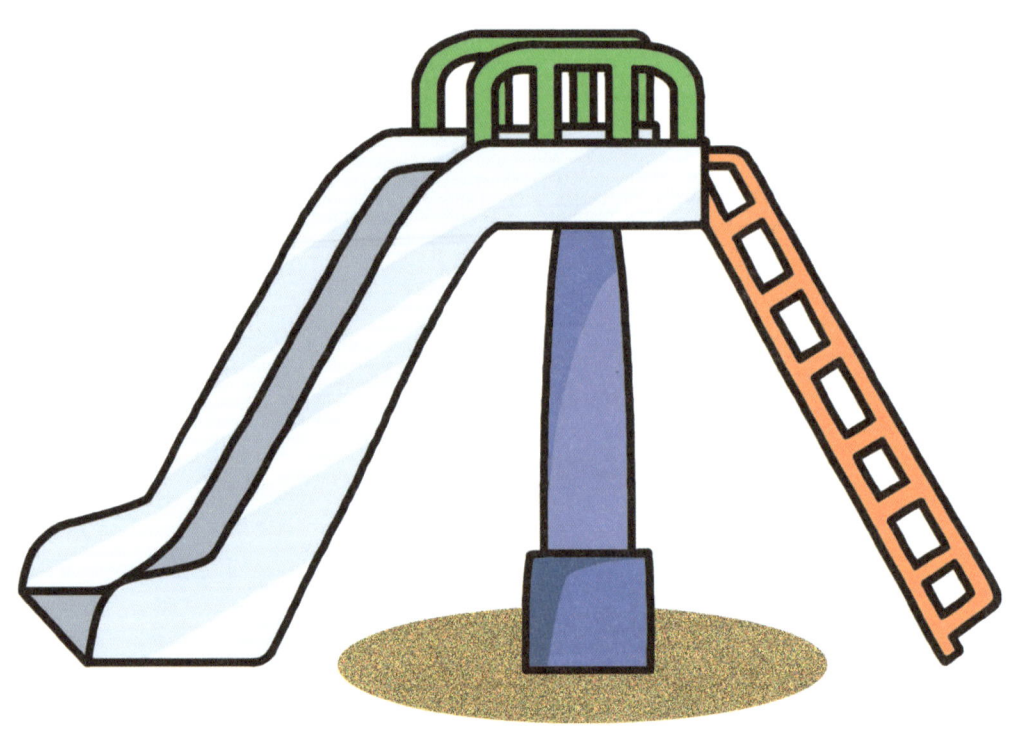

엄마에게 확인받기 꾹!

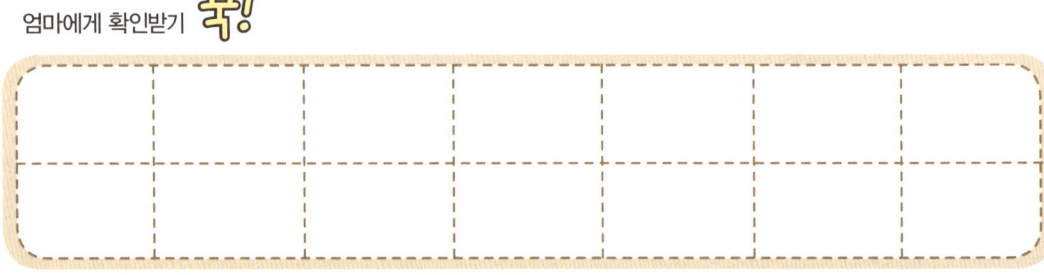

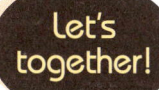 엄마와 함께해요!

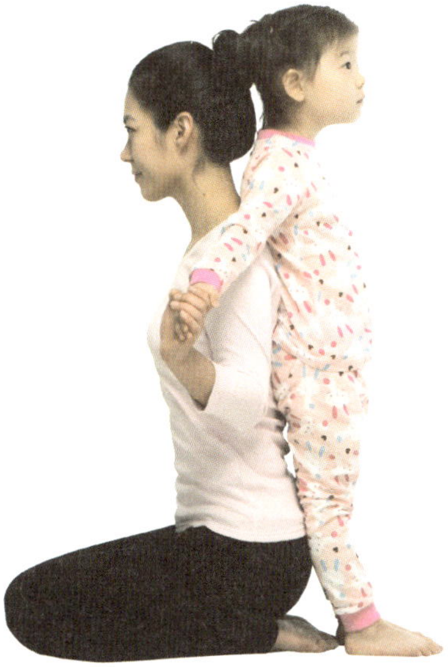

1. 엄마와 아이가 등을 마주대고 엄마만 무릎을 구부려 앉는다.

2. 엄마와 아이가 서로 등을 맞대고 두 손을 잡은 채 엄마가 몸을 앞으로 엎드려 자세를 낮춘다.

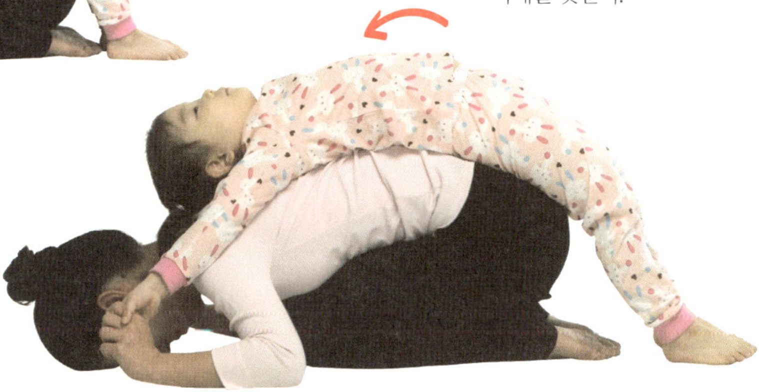

3. 아이는 엄마 등에 가슴을 펴고 누운 채 다리를 쭉 편다.

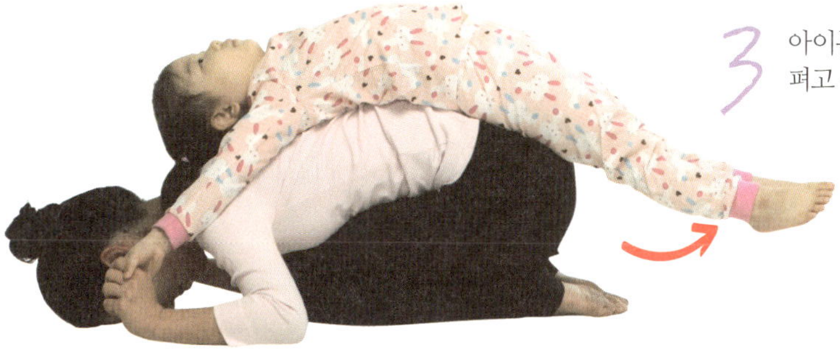

Chapter 02 알파벳으로 배우는 홈 스트레칭

T:Triangle 삼각형

Point 다리와 허리의 힘을 키워주고 거꾸로 서로의 얼굴을 바라보면서 재미와 친밀감을 느껴요.

Play 다리로 삼각형을 만들어봐요.

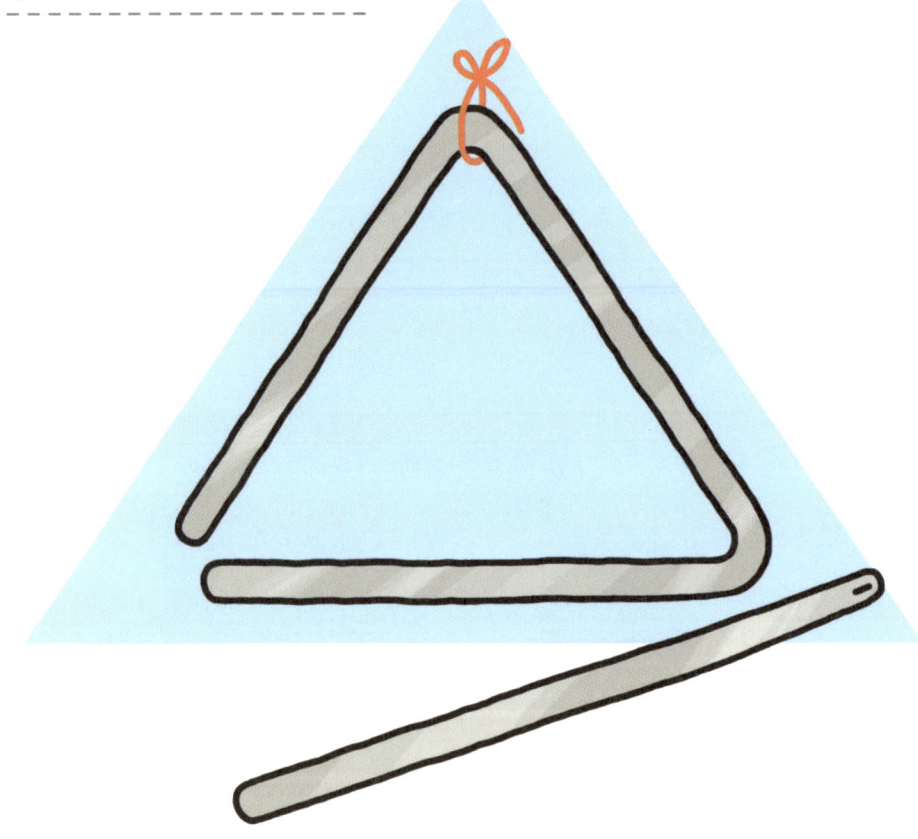

엄마에게 확인받기 꾹!

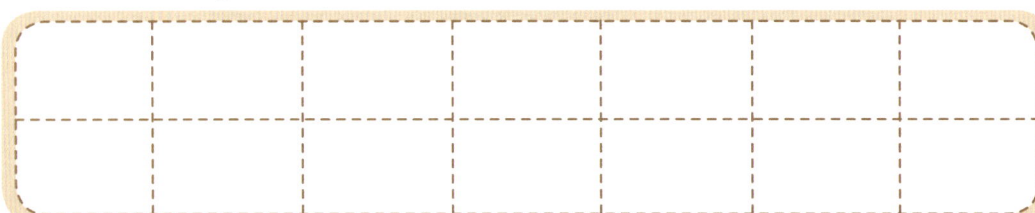

Let's together! 엄마와 함께해요!

1. 엄마와 아이가 등을 맞대고 서서 다리를 어깨넓이 만큼 넓힌다.

2. 상체를 천천히 내린다. 이때 무릎이 구부러지지 않도록 하고 손바닥 또는 손끝이 최대한 바닥에 닿을 수 있도록 한다.

tip 시선은 서로의 얼굴을 바라보아요. 거꾸로 보는 얼굴이 재미있어요~

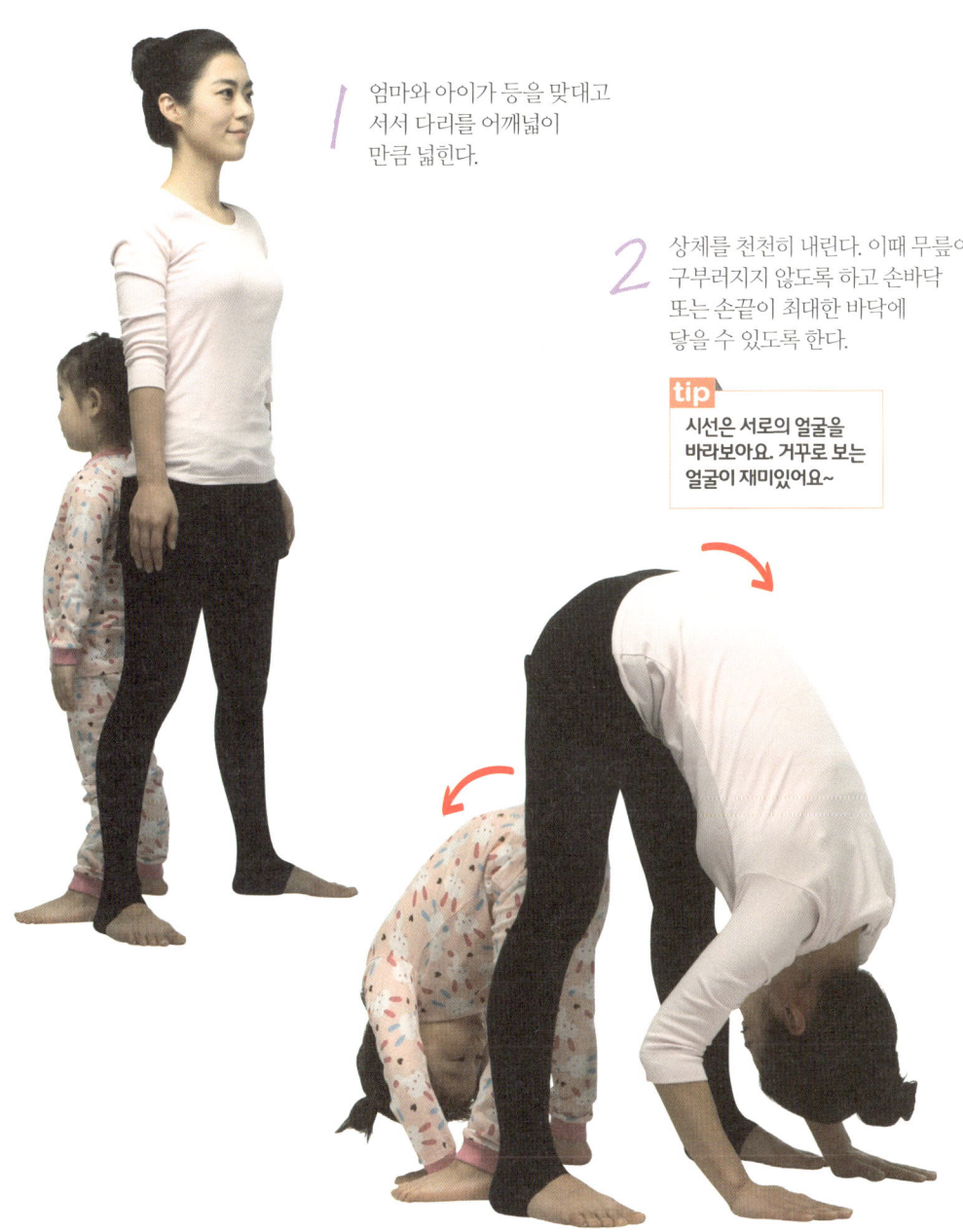

Chapter 02 알파벳으로 배우는 홈 스트레칭

U:Umbrella 우산

Point 몸 전체를 펴주고 다리와 어깨 힘을 키워줘요.

Play 우산을 폈다 접었다 하는 모습을 표현해봐요.

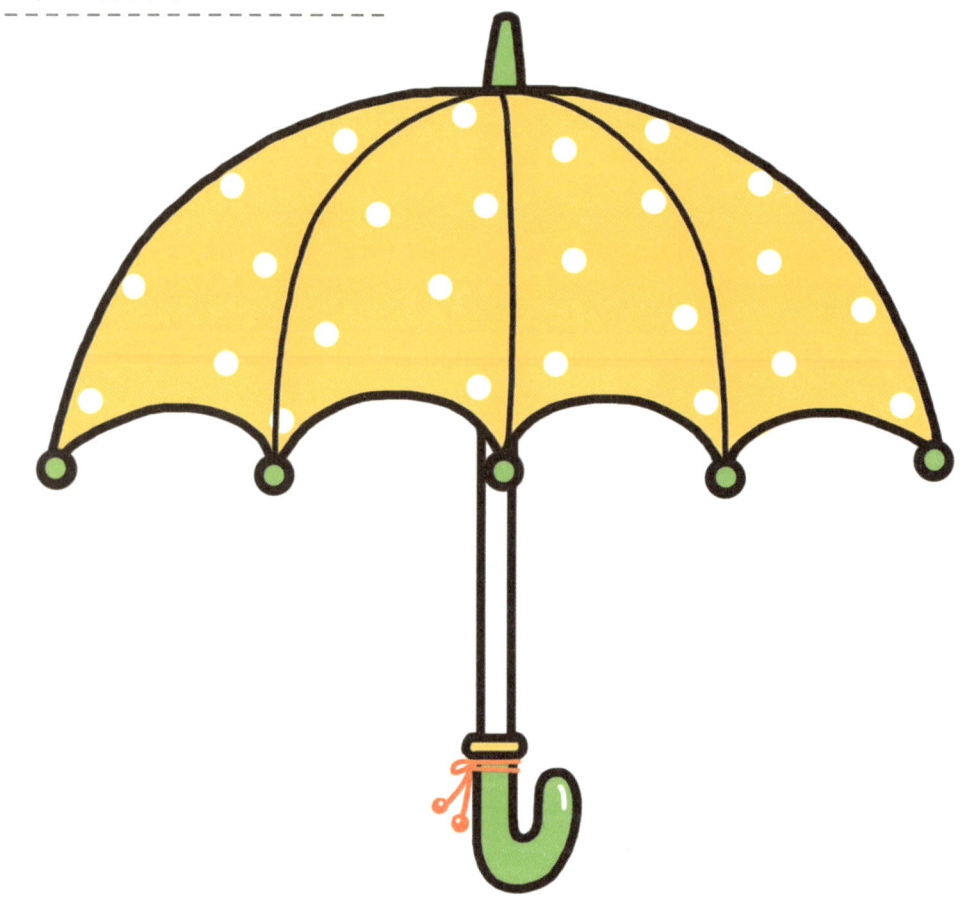

엄마에게 확인받기 꾹!

Let's together! 엄마와 함께해요!

1. 엄마와 아이가 앞을 바라보고 차렷 자세를 한다.

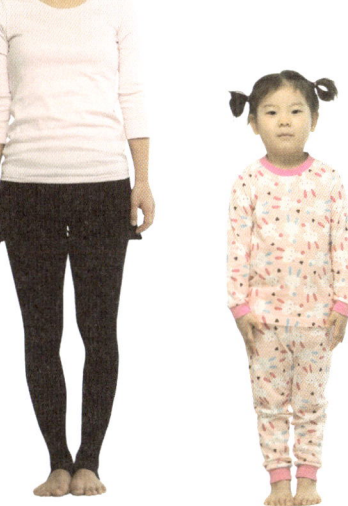

2. 점프하면서 양발을 옆으로 넓히면서 양팔을 어깨높이 만큼 옆으로 펴서 올린다.

tip
엄마와 아이가 마주보고 눈을 맞춰 하는 것도 좋아요.

3. 다시 점프하여 차렷 자세를 하며 제자리로 돌아온다. 몸을 폈다 접었다 하듯이 5~10회 정도 반복한다.

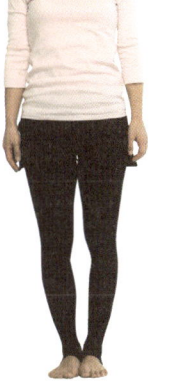
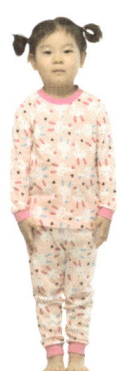

Chapter 02 알파벳으로 배우는 홈 스트레칭 93

V: **Victory** 승리

Point 배의 힘을 길러주고 균형감각을 키워줘요.

Play 승리의 상징인 'V'를 몸으로 만들어봐요.

엄마에게 확인받기 꾹!

> **Let's together!**

엄마와 함께해요!

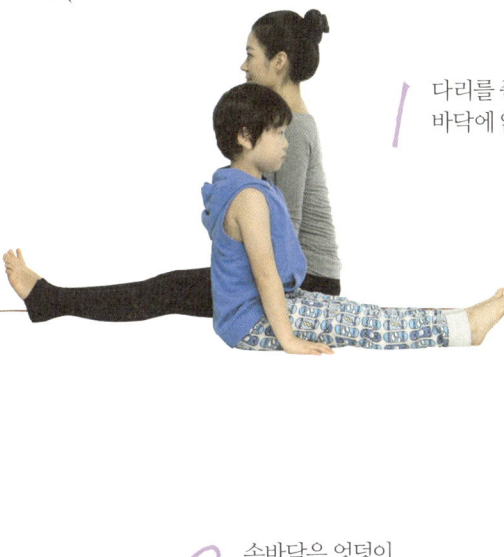

1. 다리를 쭉 펴고 바닥에 앉는다.

2. 손바닥은 엉덩이 뒤쪽에 놓고, 하체를 들어 올려 'V'자를 만든다.

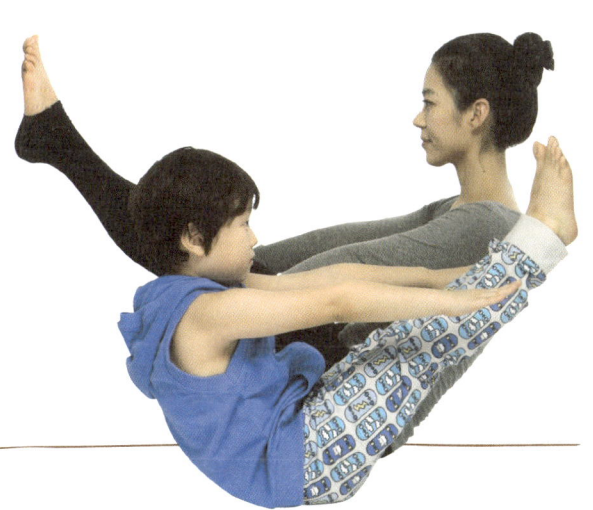

3. 동작이 잘되는 경우, 두 손을 무릎 옆으로 올린 채 5~10초 동안 버틴다.

tip
동작이 어려울 경우, 두 손으로 허벅지를 잡고 5~10초 동안 버틴다.

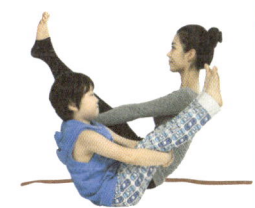

Chapter 02 알파벳으로 배우는 홈 스트레칭

W:Walk 걷기

Point 균형감각을 키워줄 뿐만 아니라 아이와의 친밀감을 높이고 정서를 교감해요.

Play 엄마와 함께 한 몸이 되어 걸어봐요.

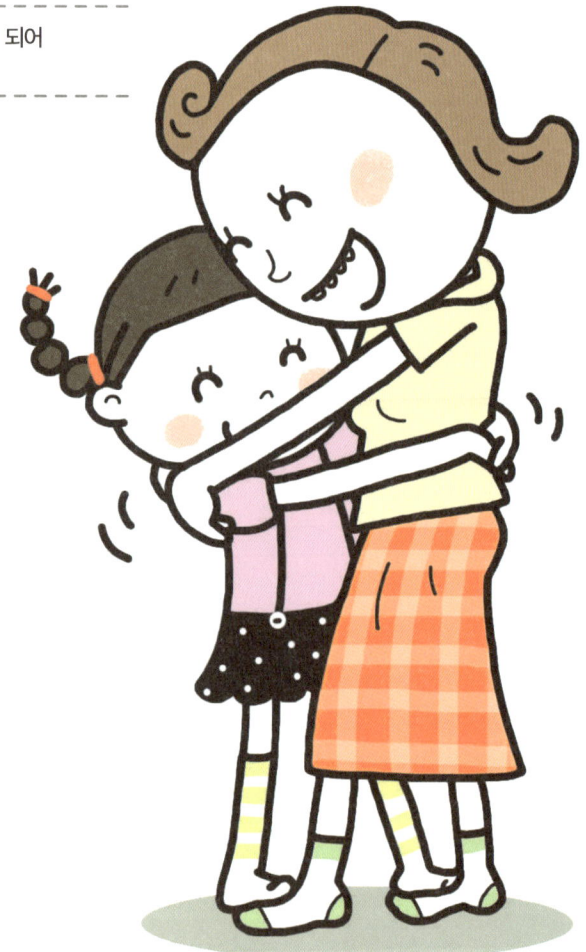

엄마에게 확인받기 꾹!

> Let's together!

엄마와 함께해요!

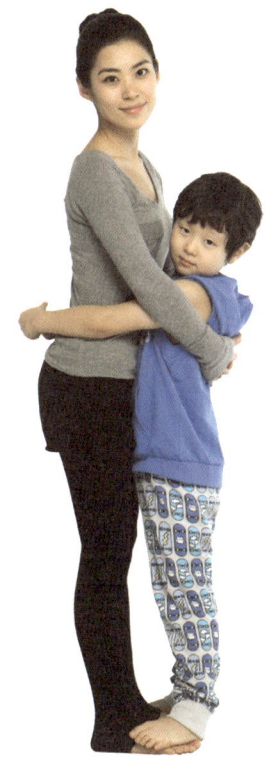

1 엄마의 발등에 아이가 발을 올려놓는다.

2 서로 두 손을 잡거나 안고 천천히 걷는다.

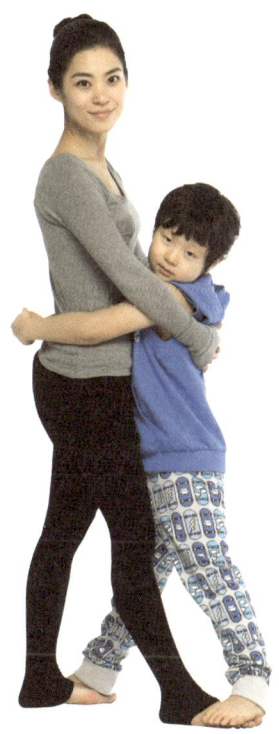
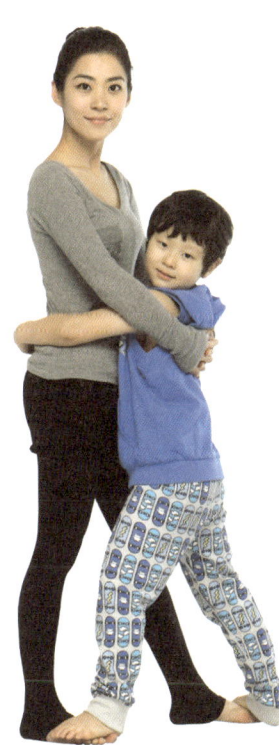

X:X-body 엑스

Point 허리와 다리의 유연성을 키워줘요.

Play 몸으로 X자 모양을 만들어봐요.

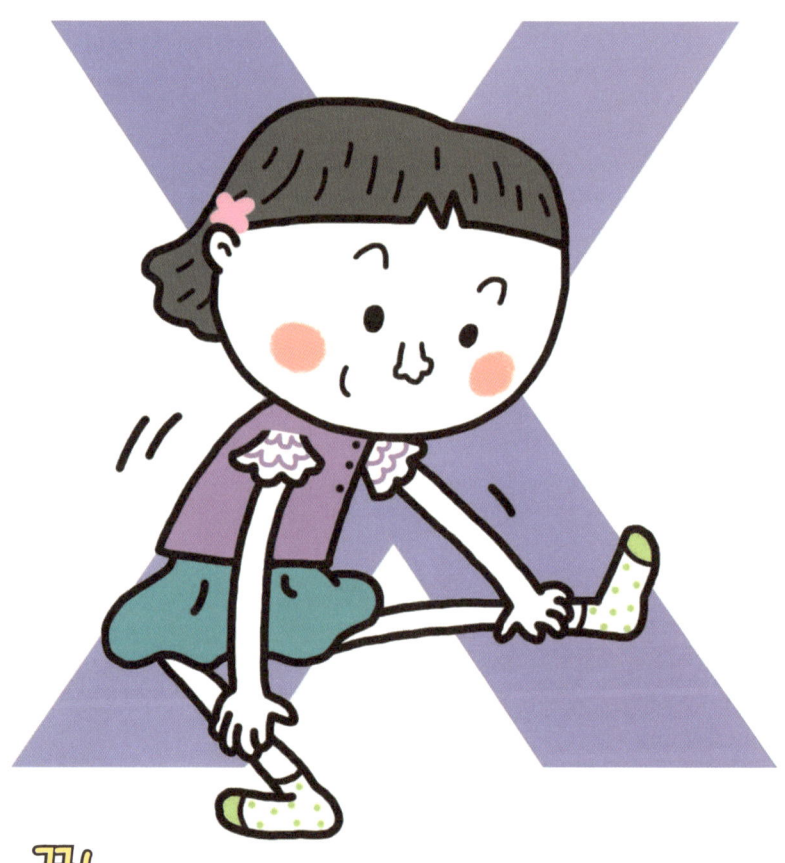

엄마에게 확인받기 꾹!

Let's together! 엄마와 함께해요!

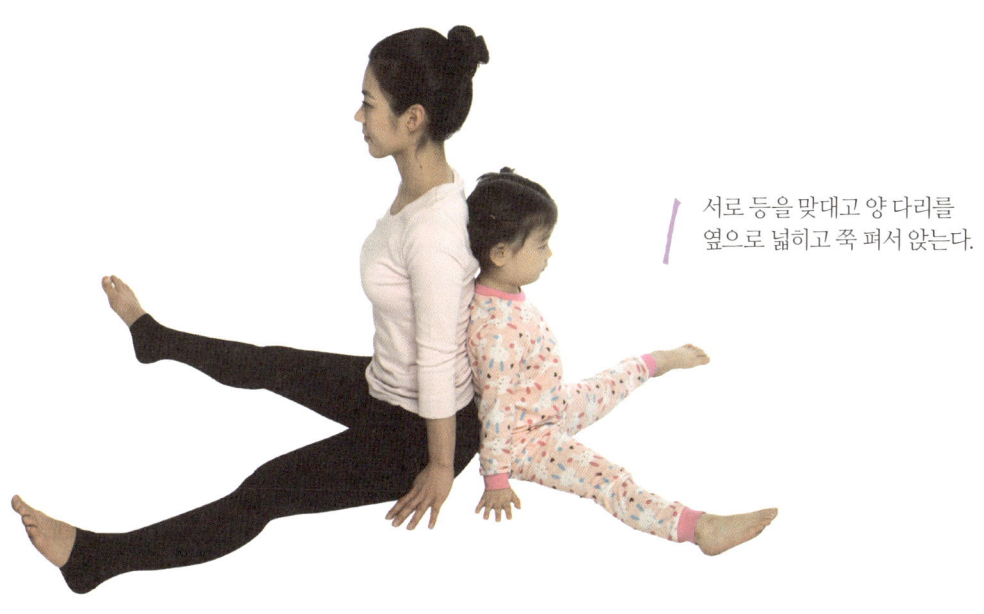

1. 서로 등을 맞대고 양 다리를 옆으로 넓히고 쭉 펴서 앉는다.

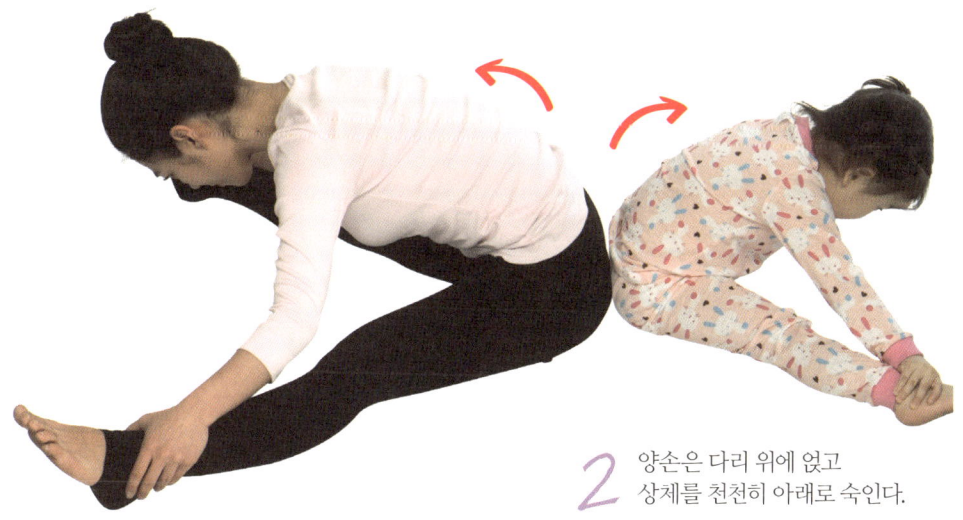

2. 양손은 다리 위에 얹고 상체를 천천히 아래로 숙인다.

Y:Yacht 요트

Point — 다리 안쪽과 허리 옆라인을 예쁘게 만들어줘요.

Play — 요트가 물 위에서 움직이는 모습을 표현해봐요.

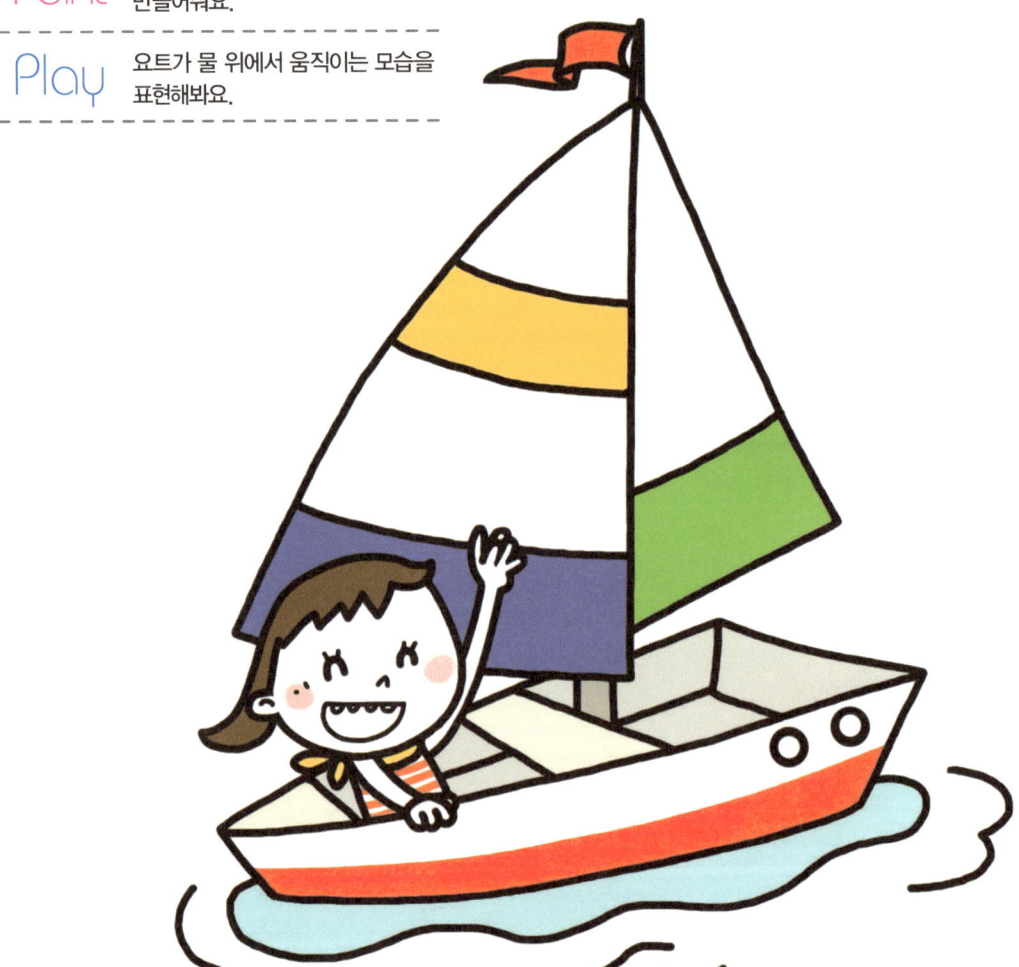

엄마에게 확인받기 꾹!

> **Let's together!**
엄마와 함께해요!

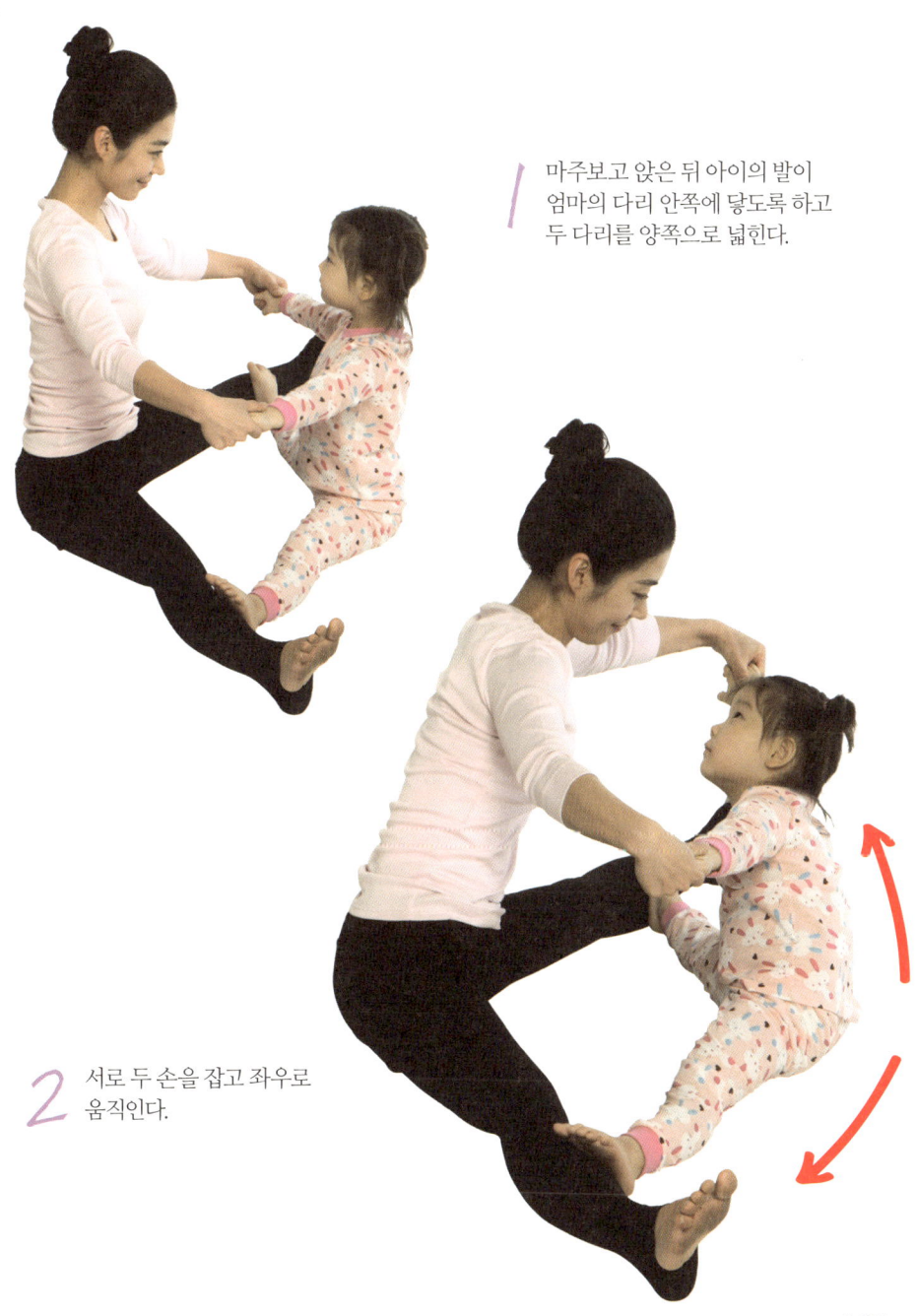

1 마주보고 앉은 뒤 아이의 발이 엄마의 다리 안쪽에 닿도록 하고 두 다리를 양쪽으로 넓힌다.

2 서로 두 손을 잡고 좌우로 움직인다.

Z:Zero 제로

Point 다리 라인을 예쁘게 만들고 어깨와 팔의 힘, 허리의 유연성을 길러줘요.

Play 'O'의 모양을 두 손을 이용해 만들어봐요.

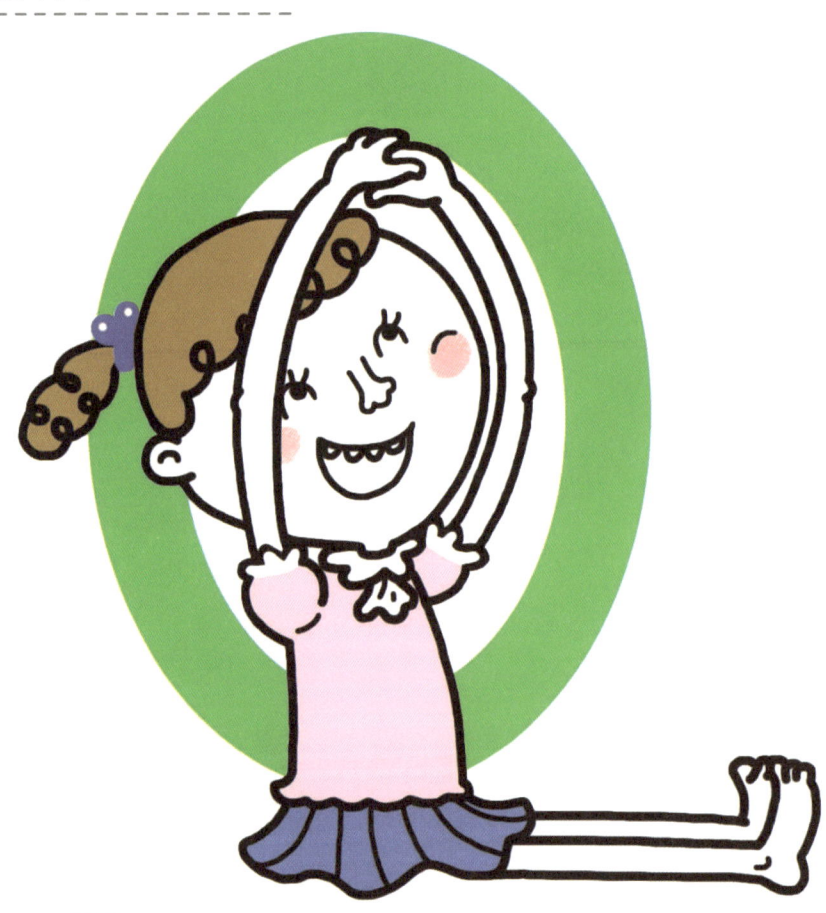

엄마에게 확인받기 꾹!

Let's together! 엄마와 함께해요!

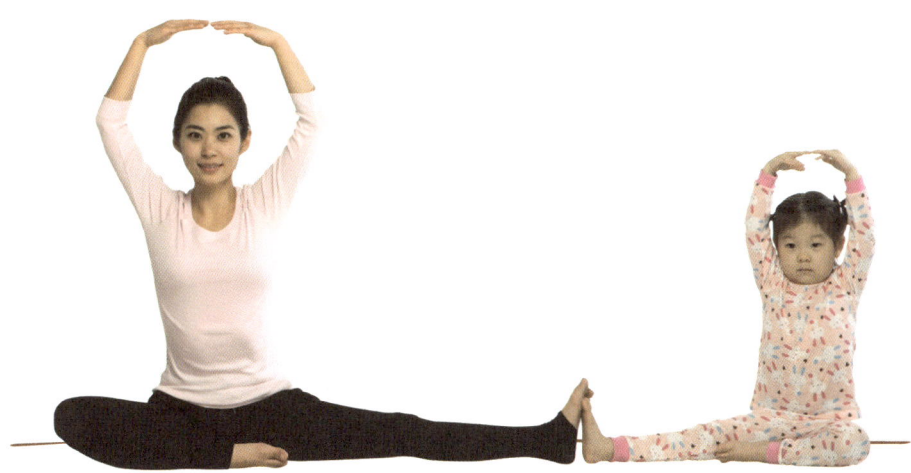

1. 앞을 바라보고 앉아 한쪽다리를 뻗어서 서로 발바닥이 맞닿도록 하고, 다른 발은 무릎을 구부려 몸쪽 가까이 당겨 놓는다. 양손을 머리 위로 올리며 둥글게 만든다.

tip 상체가 앞으로 기울어지지 않도록 해요~

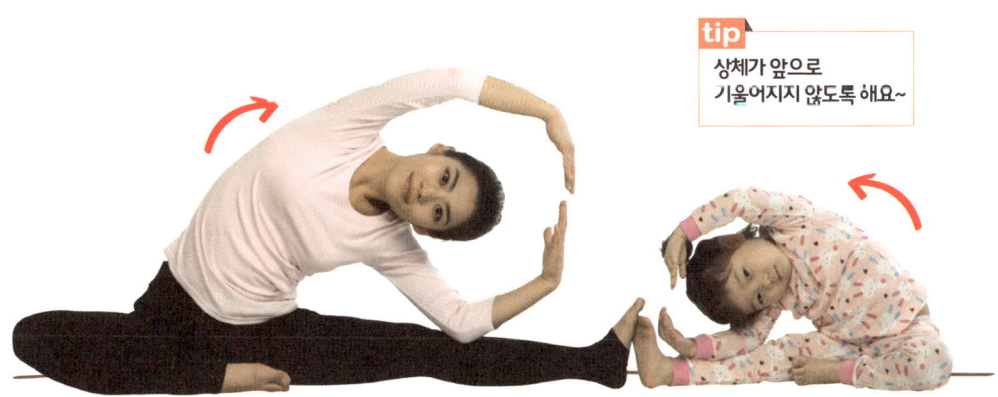

2. 상체를 곧게 펴서 옆으로 천천히 내리고 시선은 앞을 본다. 뒤돌아서 반대쪽으로도 실시한다.

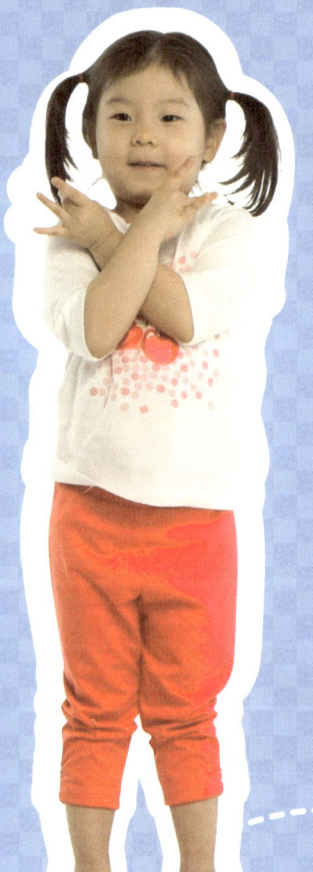
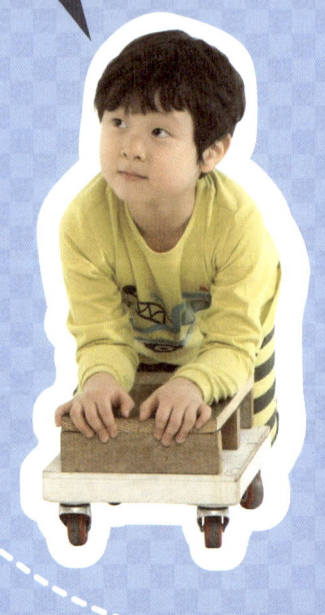

Chapter 03
한글로 배우는 홈 스트레칭

가 : 가위

Point 다리와 허리 라인을 예쁘게 만들어줘요.

Play 다리를 이용하여 가위의 움직임을 표현해봐요.

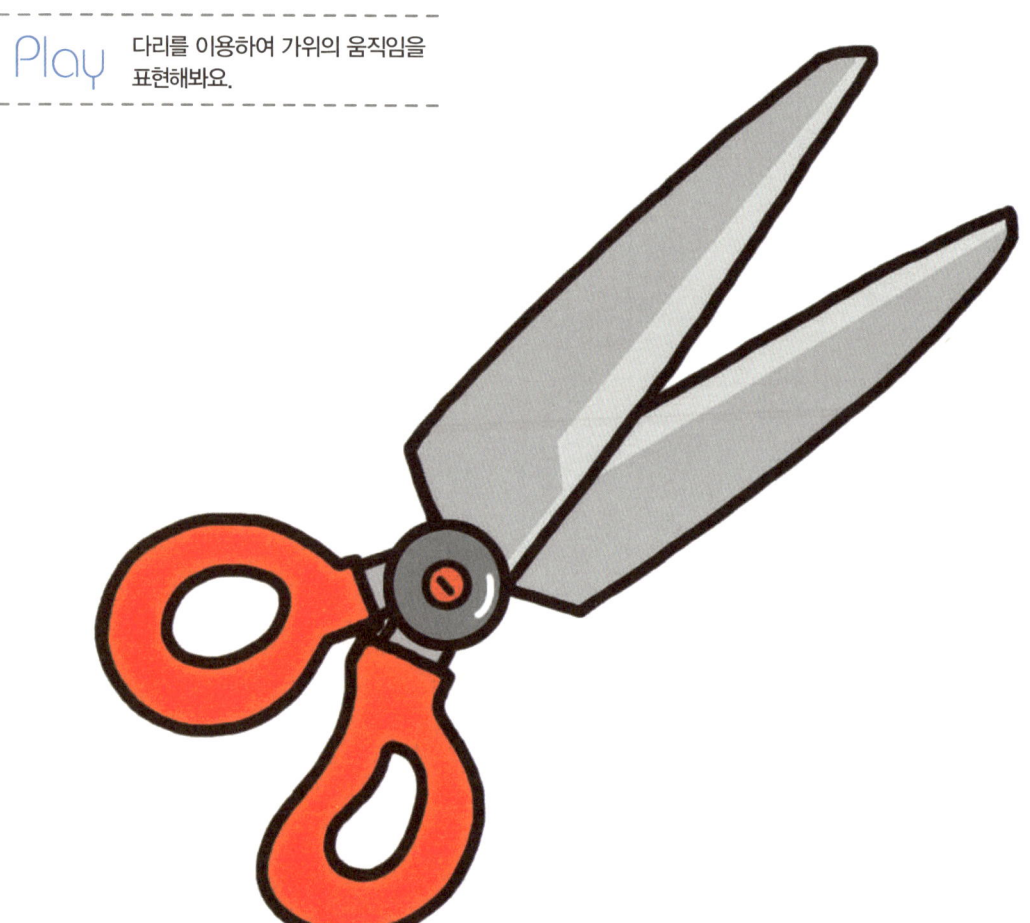

스스로 확인하기 꾹!

Let's together! 혼자서도 잘해요!

1. 옆으로 누워서 한쪽 팔은 팔꿈치를 구부려 바닥에 놓는다.

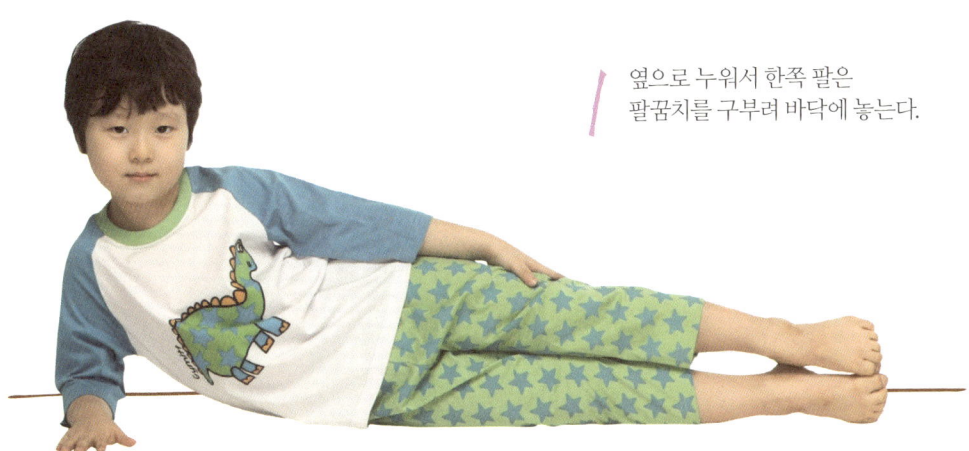

2. 반대 팔은 펴서 다리 위에 놓고 다리는 위아래로 움직인다. 반대쪽으로도 실시한다.

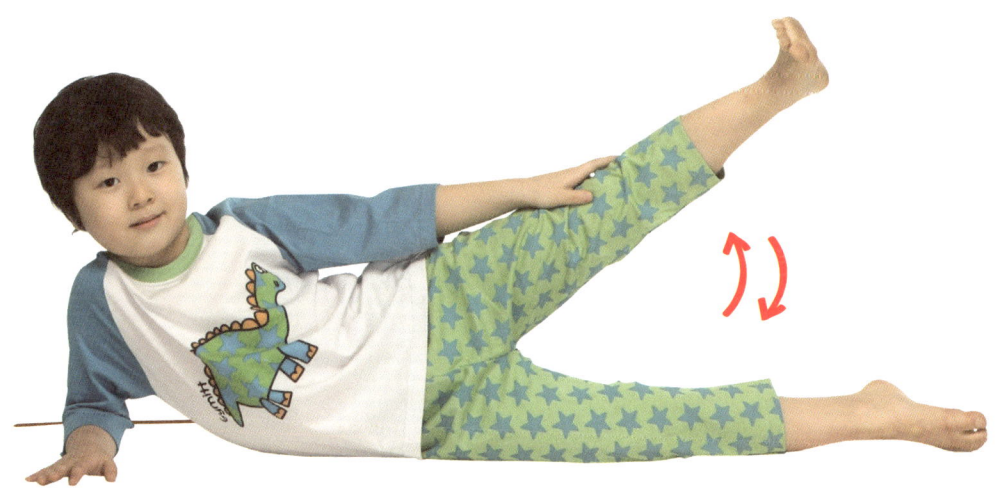

나 : 나비

Point 다리 안쪽 힘을 길러줘요.

Play 예쁜 나비가 날개짓하는 모습을 표현해봐요.

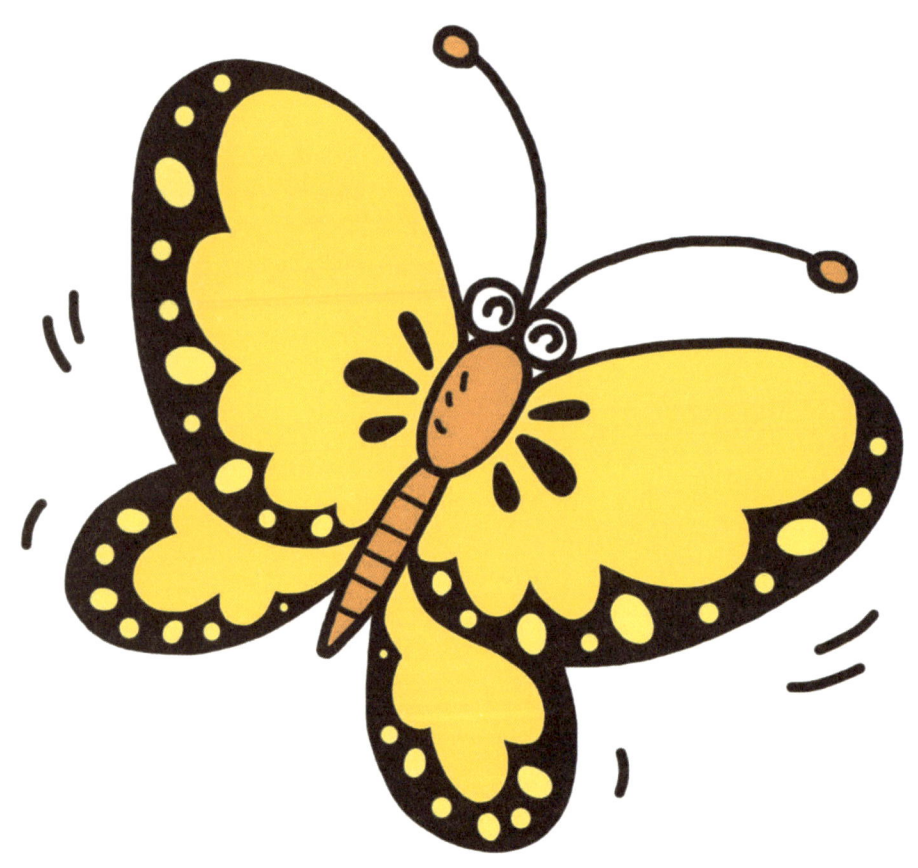

스스로 확인하기 꾹!

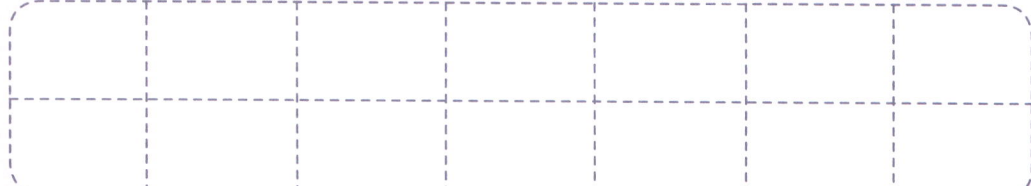

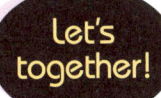 ## 혼자서도 잘해요!

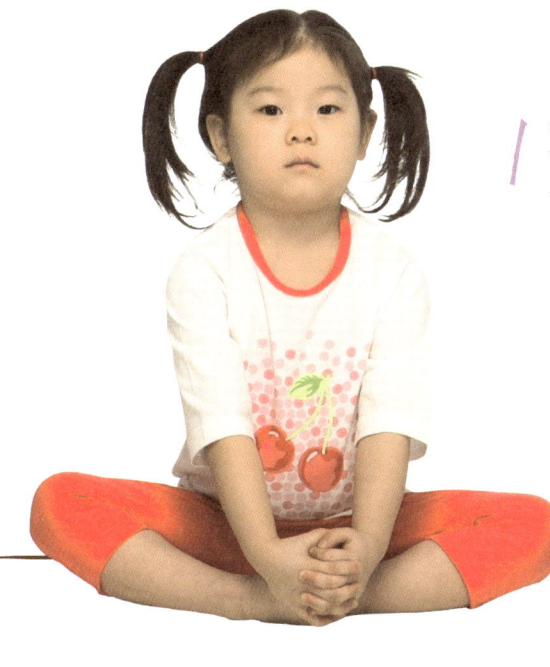

1. 앉아서 무릎을 구부려 발바닥끼리 맞닿게 한다. 허리를 곧게 펴고 두 손으로 발가락을 감싼다.

2. 양 무릎을 나비가 날개짓 하듯이 위로 아래로 흔들어준다.

다 : 다리

Point 팔, 다리를 튼튼하게 해주고 배의 힘을 길러줘요.

Play 튼튼한 다리를 몸으로 표현해봐요.

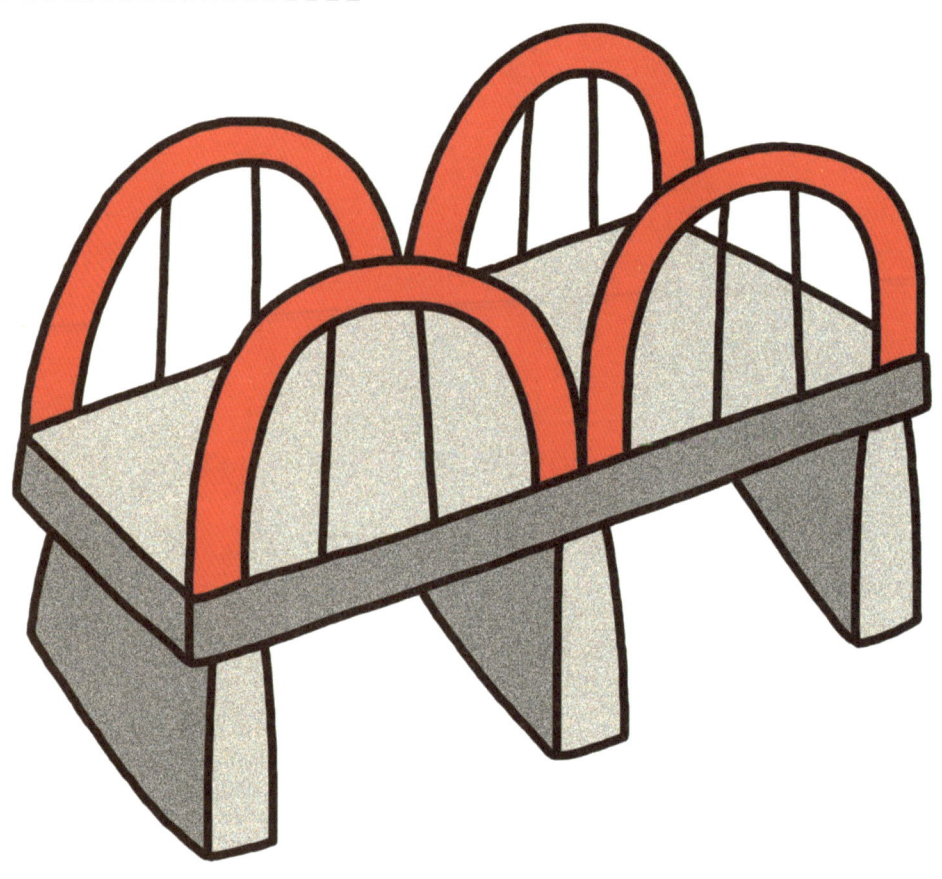

스스로 확인하기 꾹!

Let's together! 혼자서도 잘해요!

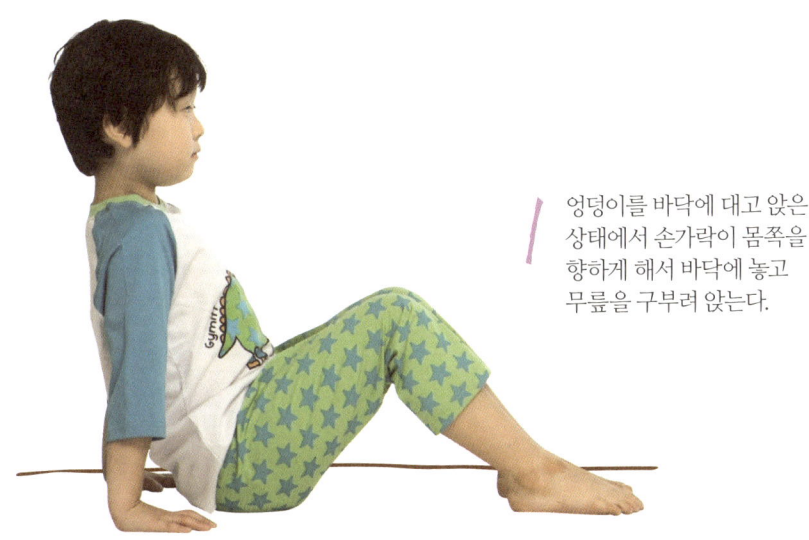

1 엉덩이를 바닥에 대고 앉은 상태에서 손가락이 몸쪽을 향하게 해서 바닥에 놓고 무릎을 구부려 앉는다.

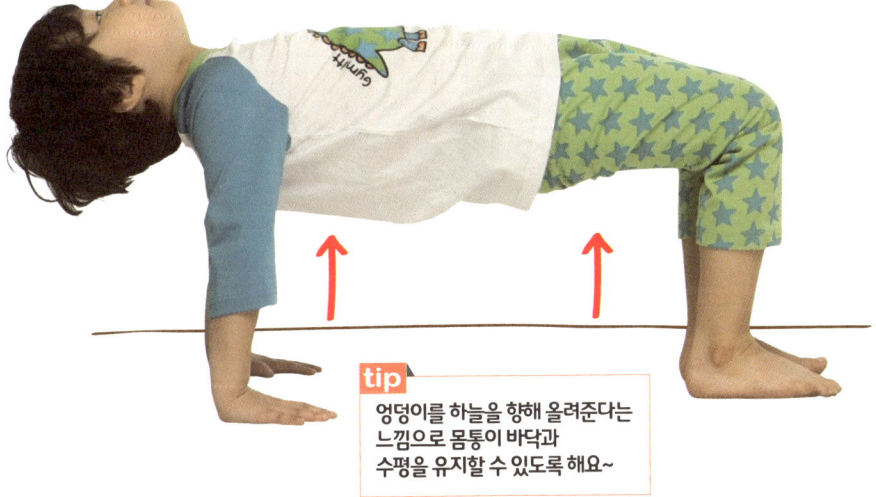

2 팔과 다리를 펴면서 배를 위로 들어 올려준다. 몸통이 바닥과 수평이 되게 하고 시선은 하늘을 바라본다.

tip 엉덩이를 하늘을 향해 올려준다는 느낌으로 몸통이 바닥과 수평을 유지할 수 있도록 해요~

라 : 라인

Point 균형감각을 키워줘요.

Play 라인 따라 균형 있게 걷는 연습을 해봐요.

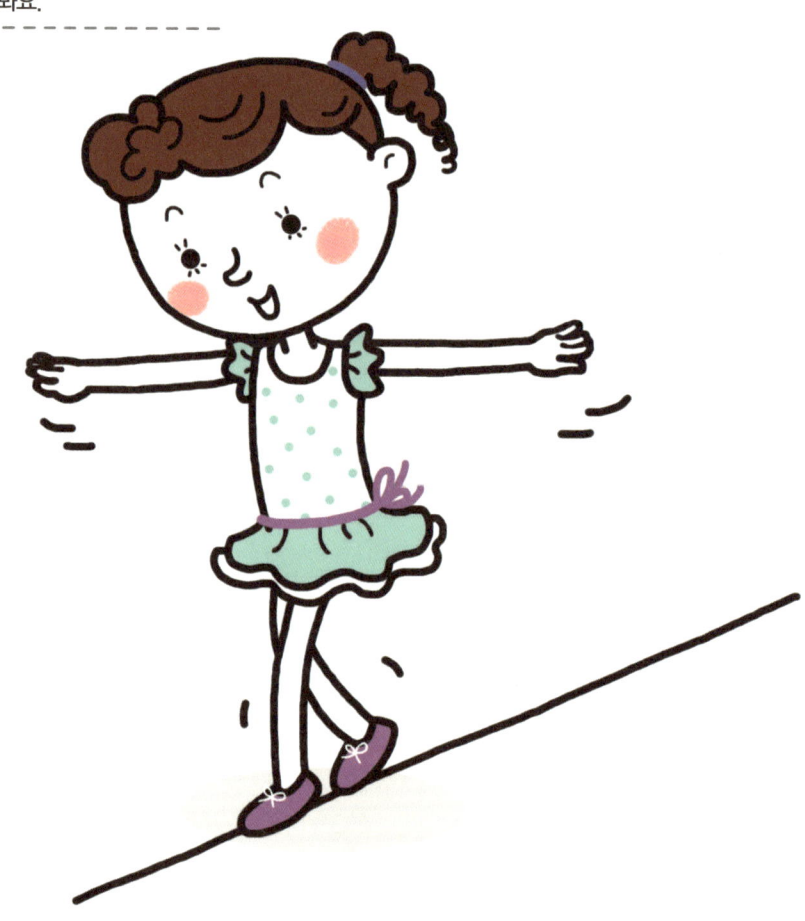

스스로 확인하기 꾹!

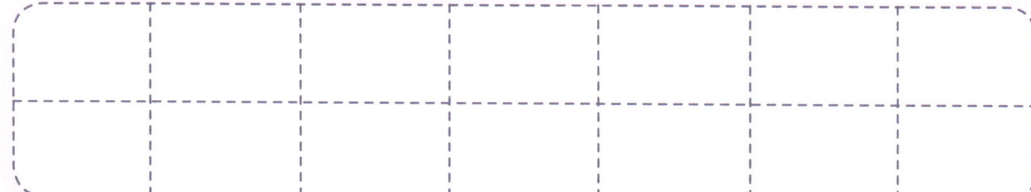

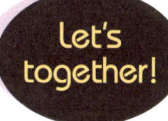 **혼자서도 잘해요!**

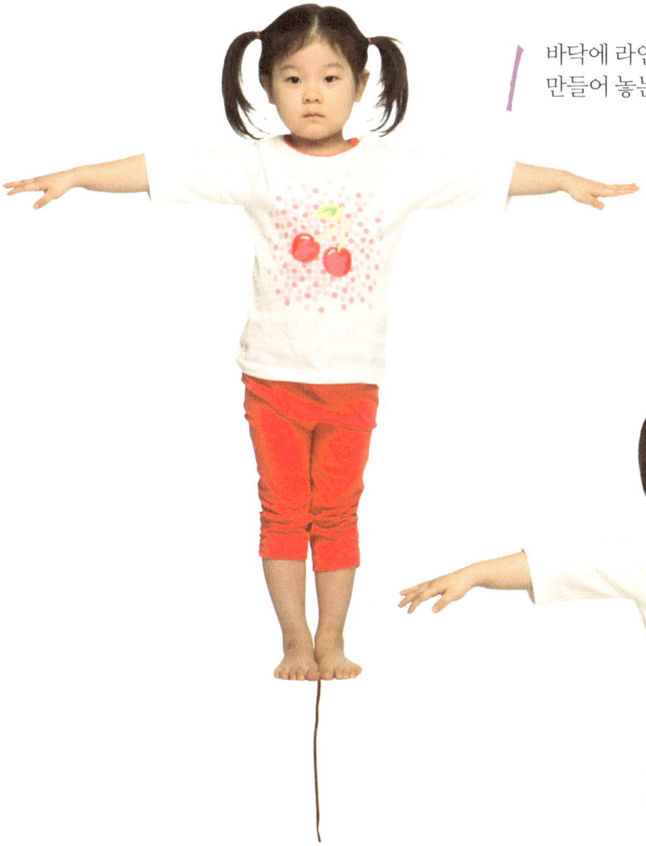

1 바닥에 라인을 만들어 놓는다.

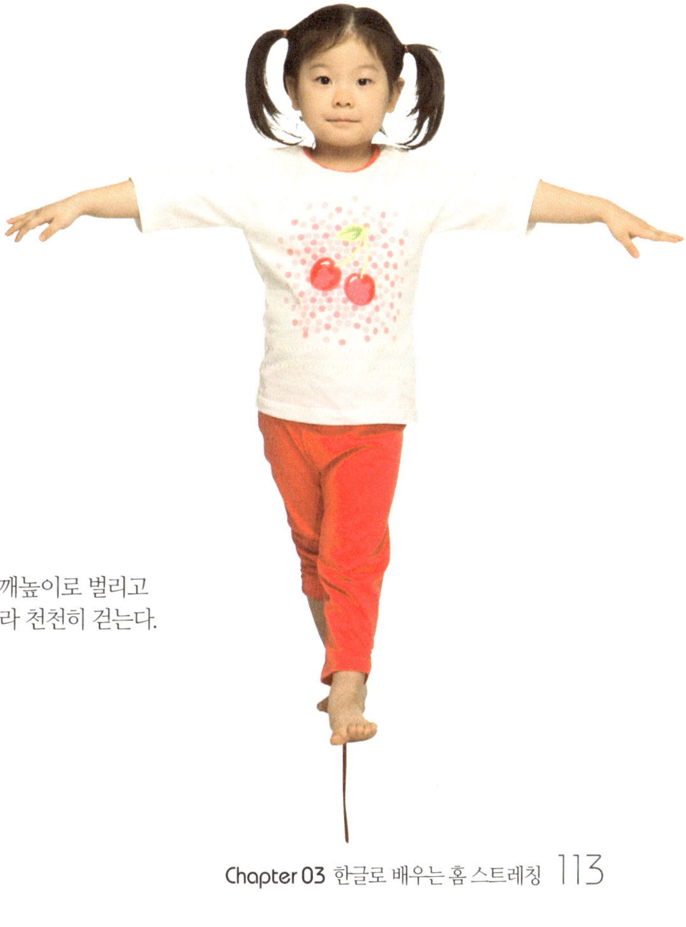

2 양팔은 어깨높이로 벌리고 라인을 따라 천천히 걷는다.

마 : 마름모

Point 다리 안쪽 힘을 키워주고 허리 유연성을 길러줘요.

Play 다리를 이용하여 마름모를 만들어봐요.

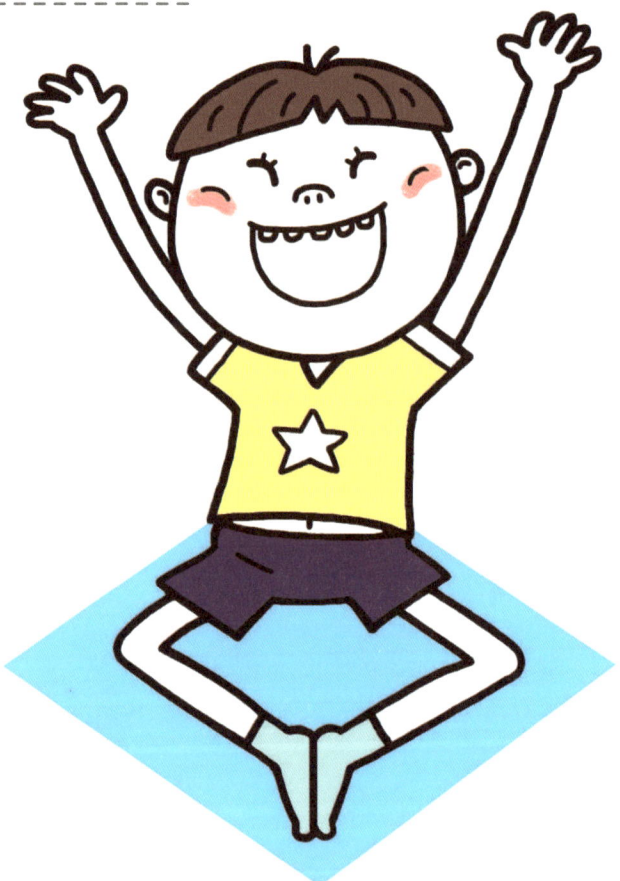

스스로 확인하기 꾹!

Let's together! 혼자서도 잘해요!

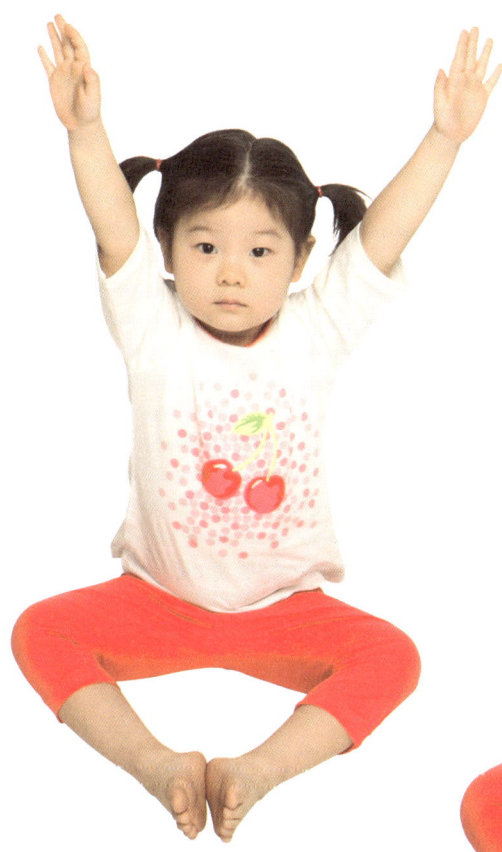

1 앉아서 무릎을 살짝 구부리고 발바닥끼리 마주하여 마름모를 만든다.

2 두 팔을 위로 쭉 펴고 상체를 앞으로 천천히 내린다.

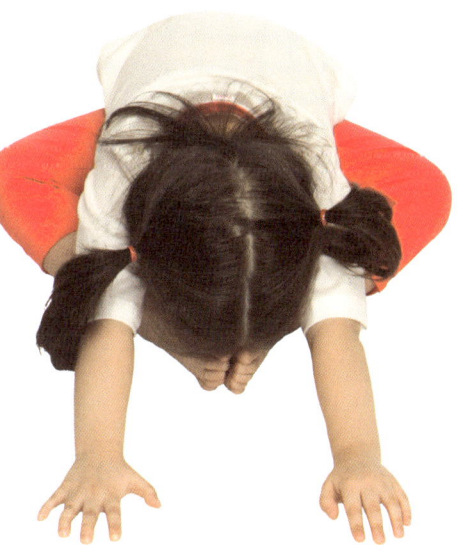

바 : 바퀴

Point 중심 감각을 길러주고 신체 조절능력을 키워줘요.

Play 바퀴가 굴러가는 모습을 구르기를 통해 표현해봐요.

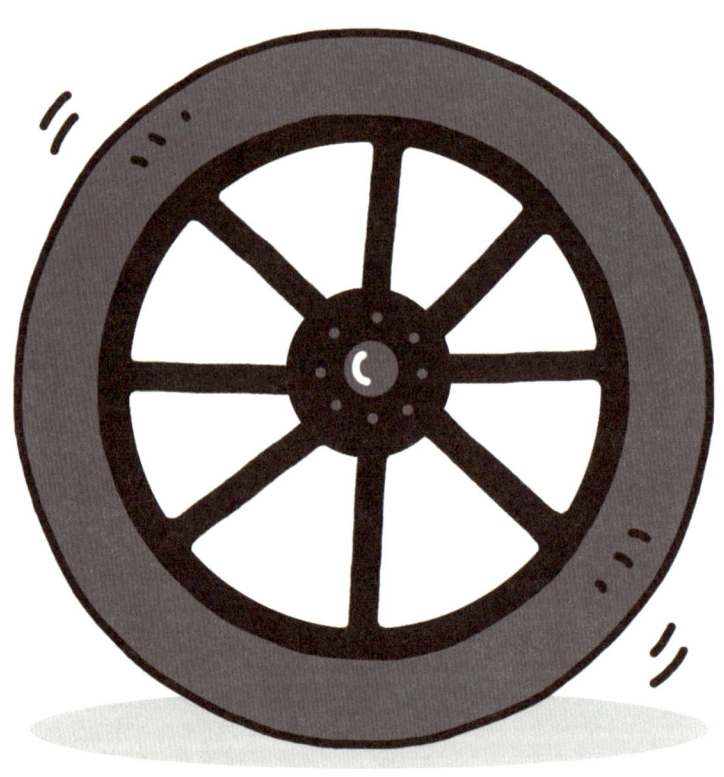

스스로 확인하기 꾹!

Let's together! 혼자서도 잘해요!

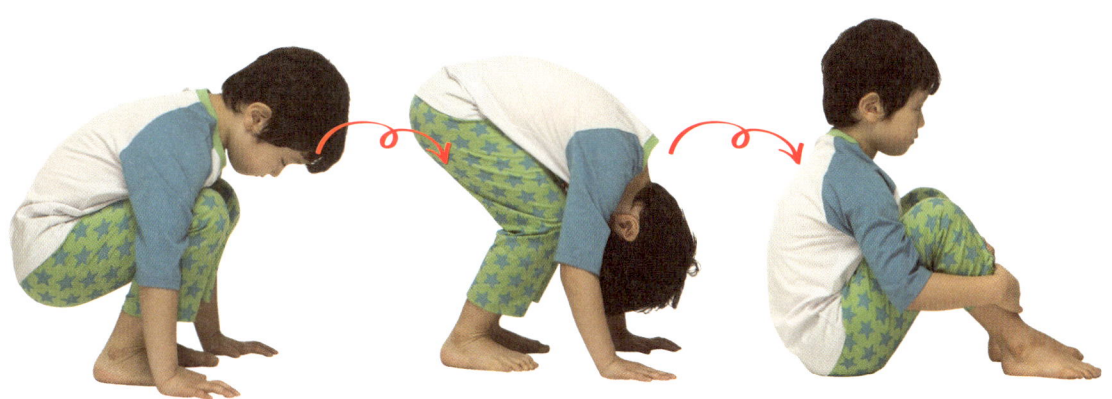

1 다리를 완전히 구부려서 앉는다.

2 두 손은 어깨 넓이만큼 벌려 바닥에 댄다. 두 손 사이에 머리 윗부분에서 뒤쪽을 바닥에 대고 앞구르기를 한다.

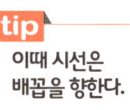
tip 이때 시선은 배꼽을 향한다.

사 : 사자

Point 어깨와 팔의 힘을 키워주고 허리와 등을 펴줘요.

Play 동물의 왕 '사자'의 모습을 멋지게 표현해봐요.

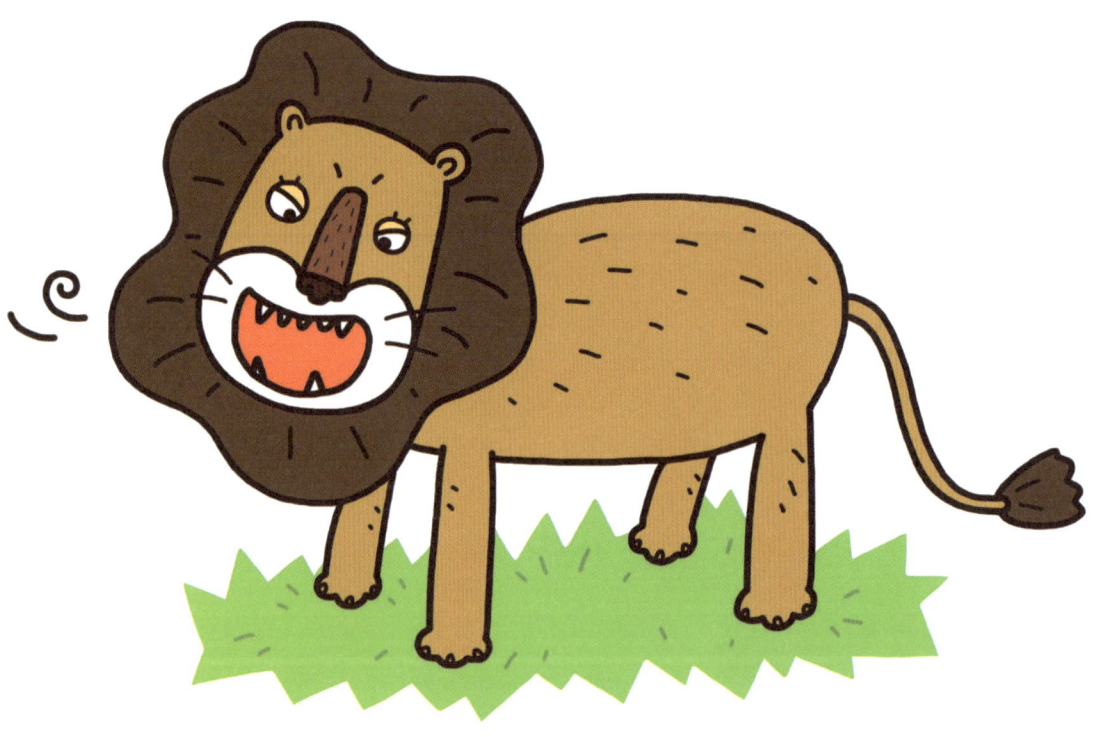

스스로 확인하기 꾹!

Let's together! 혼자서도 잘해요!

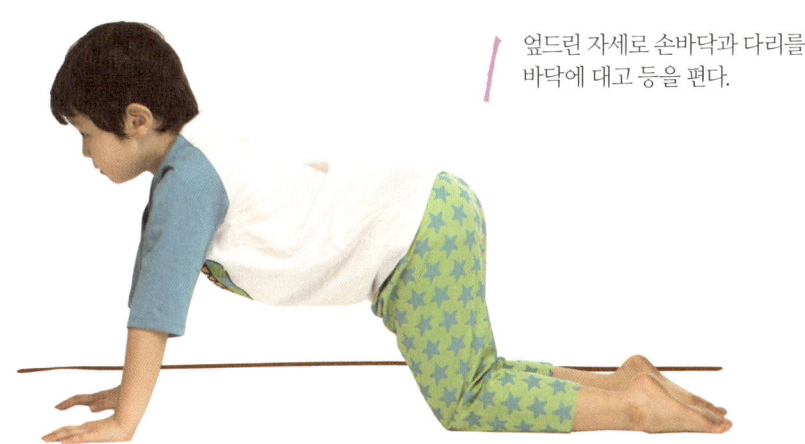

1. 엎드린 자세로 손바닥과 다리를 바닥에 대고 등을 편다.

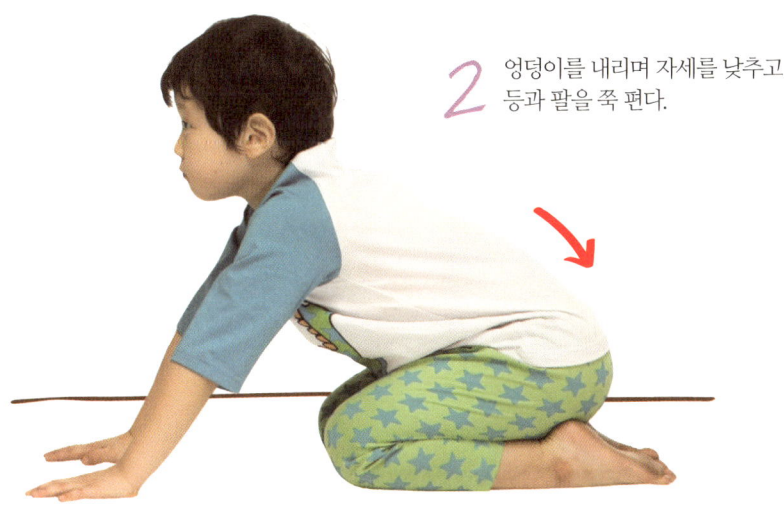

2. 엉덩이를 내리며 자세를 낮추고 등과 팔을 쭉 편다.

아 : 아기

Point 소화를 돕고 심리적 안정감을 줘요.

Play 엄마 뱃속에 있는 아기의 모습을 따라해봐요.

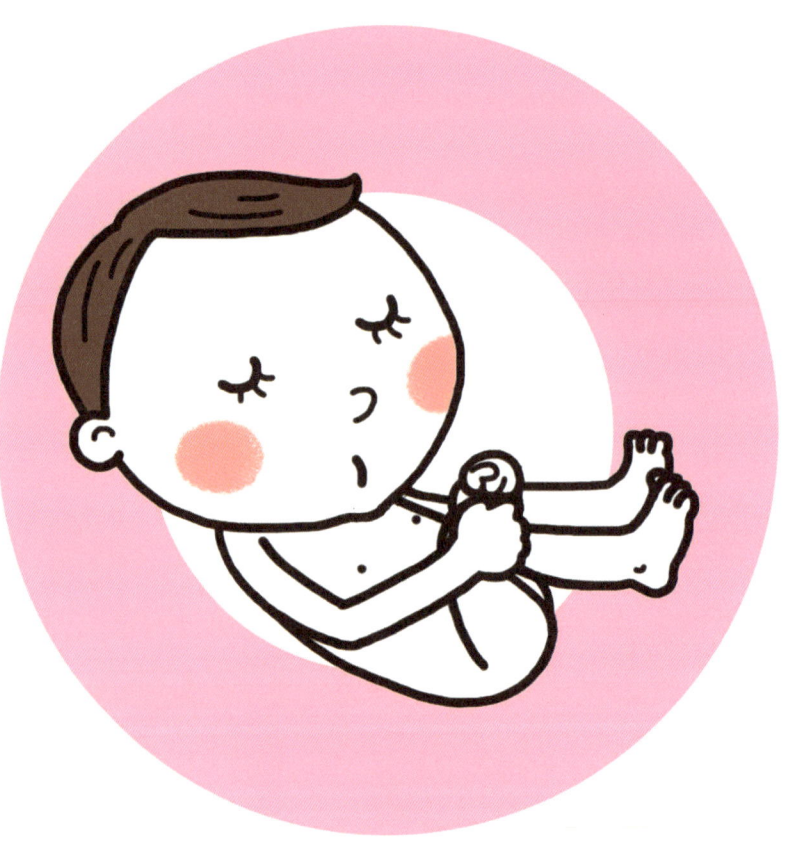

스스로 확인하기 꾹!

Let's together! 혼자서도 잘해요!

1 누워서 다리를 완전히 구부려 가슴 가까이 끌어와서 두 팔로 감싸 안는다.

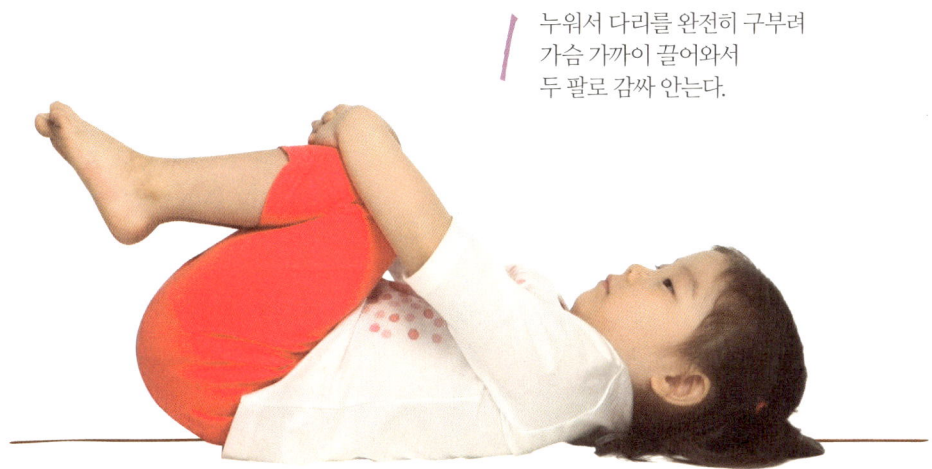

2 얼굴도 무릎 가까이에 오도록 당기고 몸을 앞뒤로 움직인다.

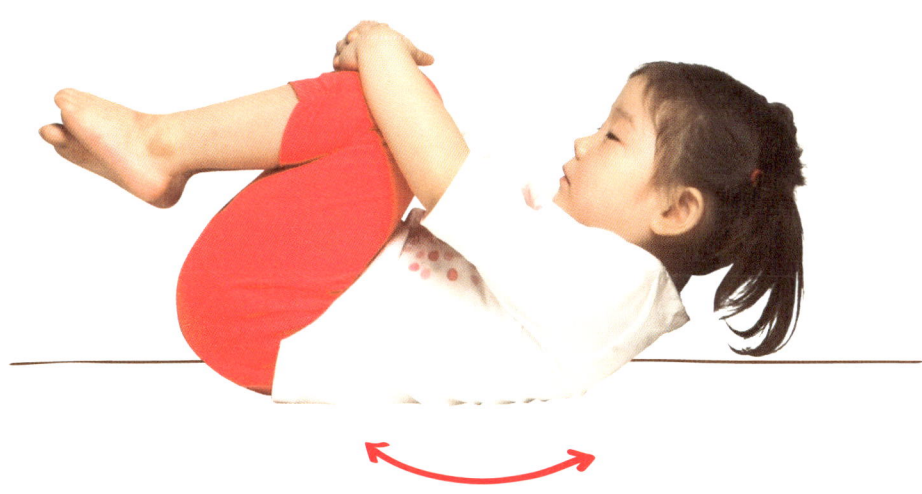

자 : 자라

Point 다리 안쪽과 뒤쪽, 어깨 힘을 길러주고 전신 근육과 관절을 늘려주어 유연성 향상에 좋아요.

Play 몸으로 자라를 표현해봐요.

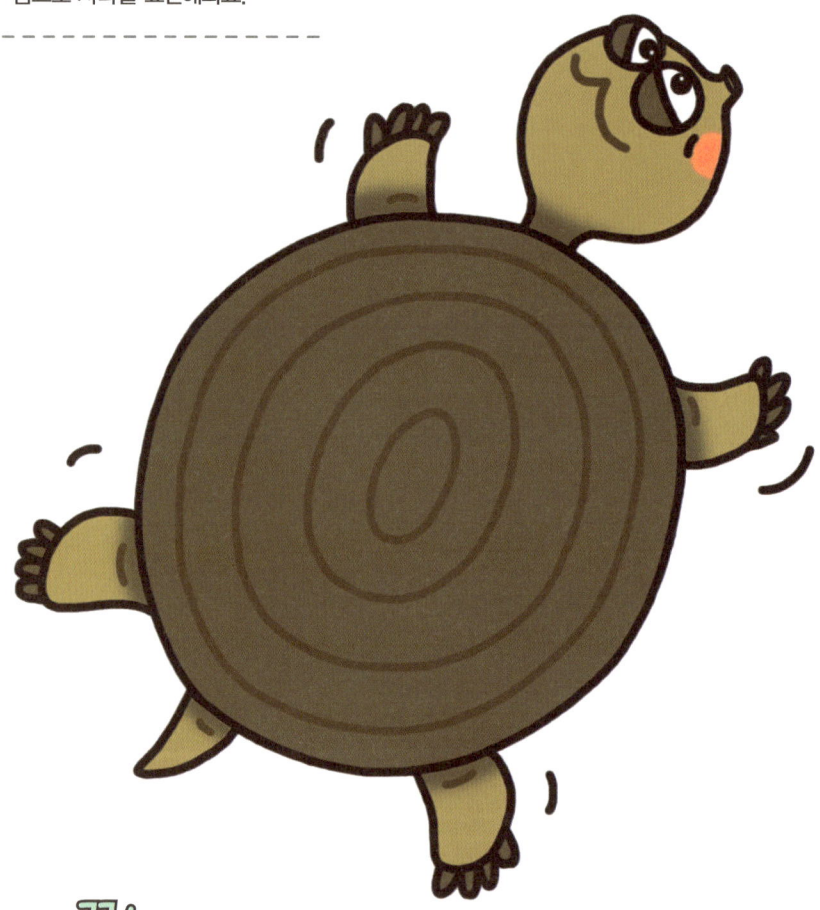

스스로 확인하기 꾹!

Let's together! 혼자서도 잘해요!

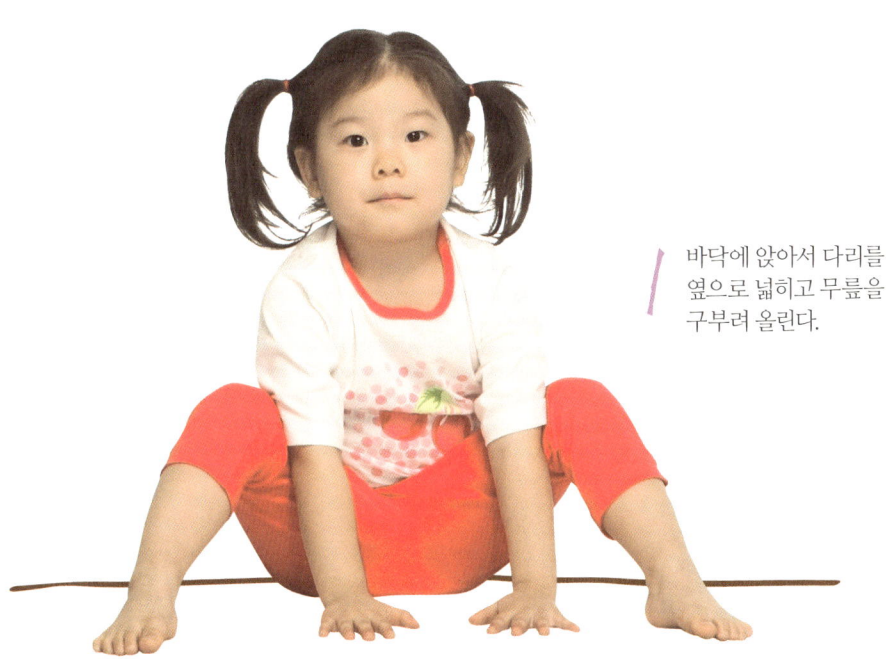

1 바닥에 앉아서 다리를 옆으로 넓히고 무릎을 구부려 올린다.

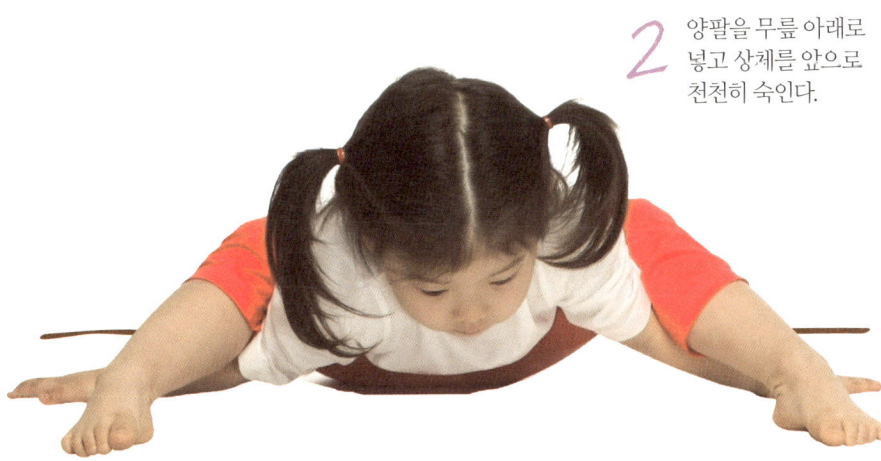

2 양팔을 무릎 아래로 넣고 상체를 앞으로 천천히 숙인다.

차 : 자동차

Point 허리의 유연성과 배의 힘을 키워줘요.

Play 아빠나 엄마처럼 멋진 운전 솜씨를 뽐내봐요.

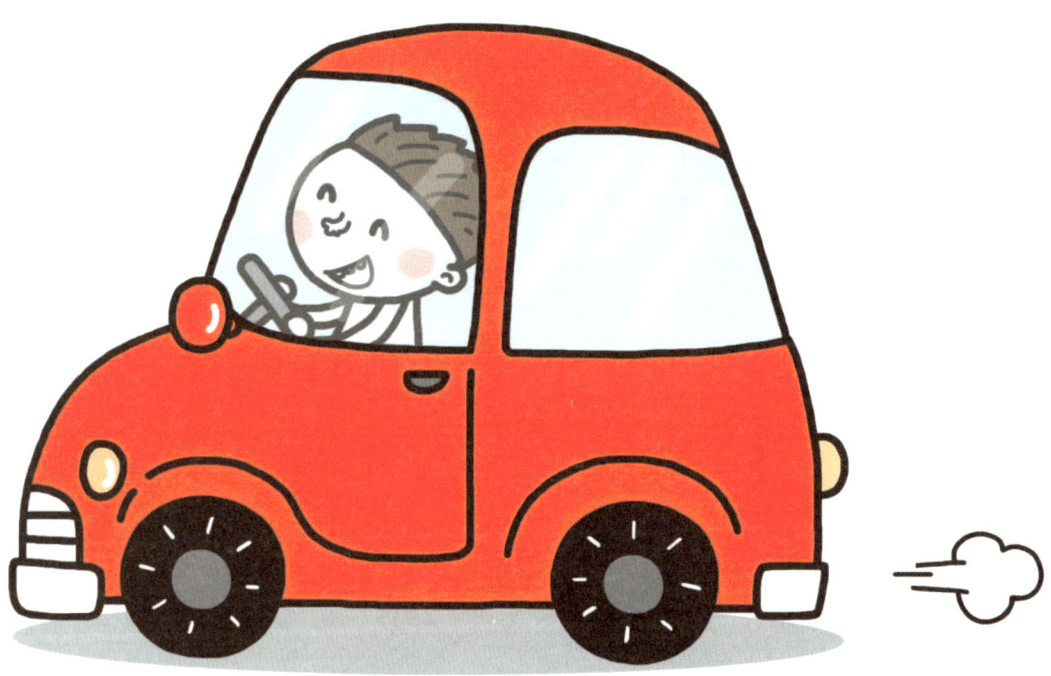

스스로 확인하기 꾹!

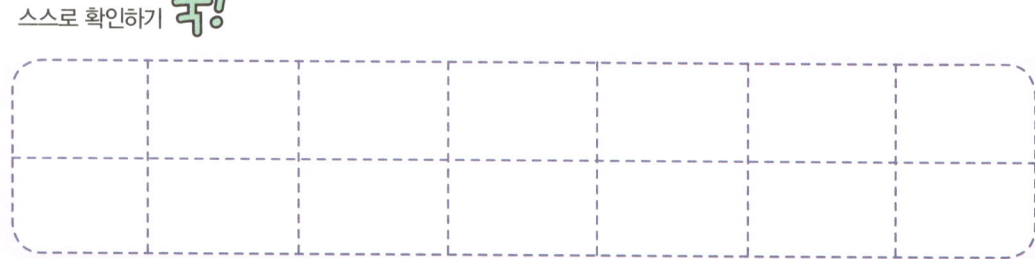

Let's together! 혼자서도 잘해요!

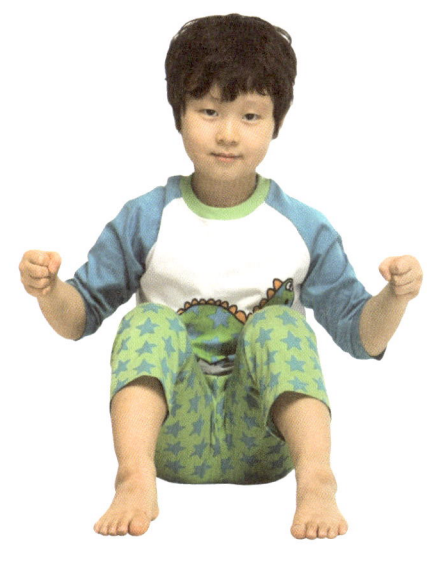

1 앉아서 무릎을 구부려 올린다.
두 팔을 올려 자동차 핸들을
잡는 것처럼 주먹을 쥔다.

2 좌, 우로 핸들을
움직이듯 움직인다.

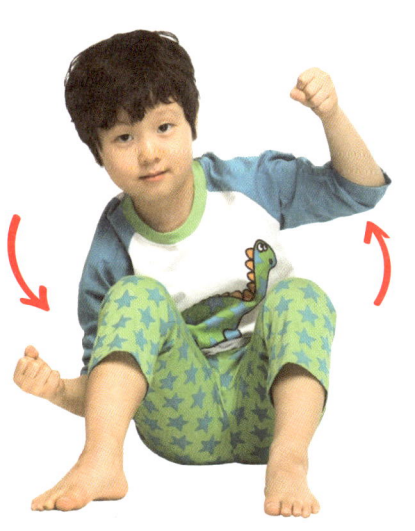 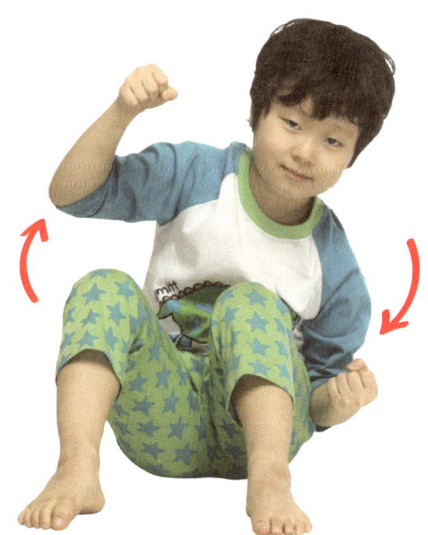

카 : 카누

Point 배와 등의 힘을 키워줘요.

Play 배에서 노 젓는 모습을 표현해봐요.

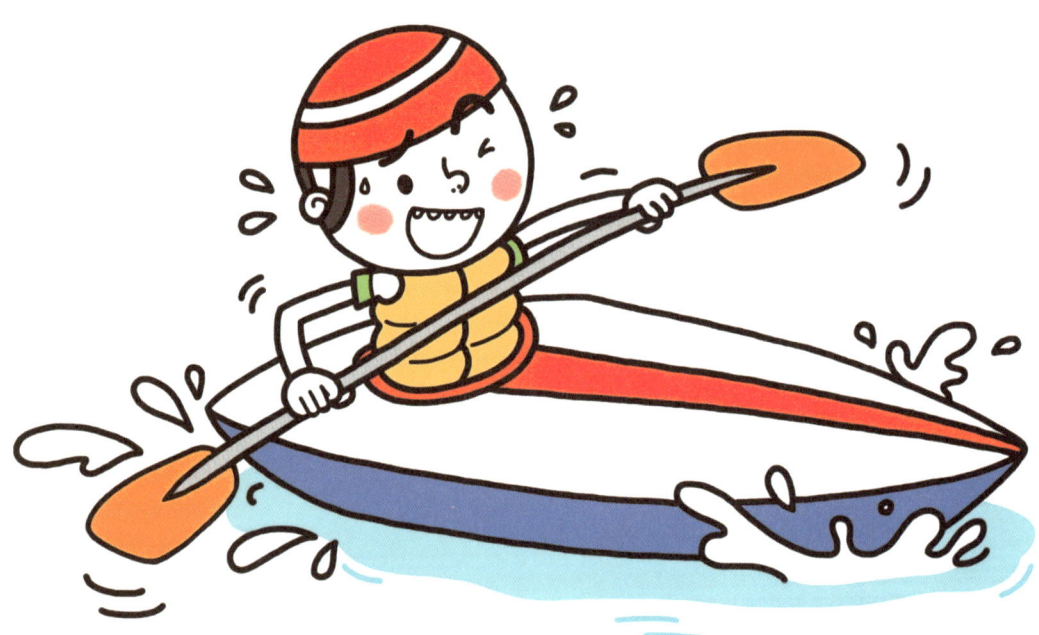

스스로 확인하기 꾹!

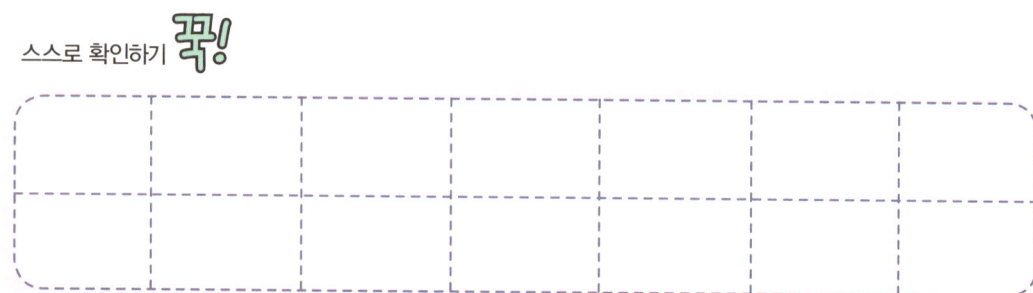

Let's together! 혼자서도 잘해요!

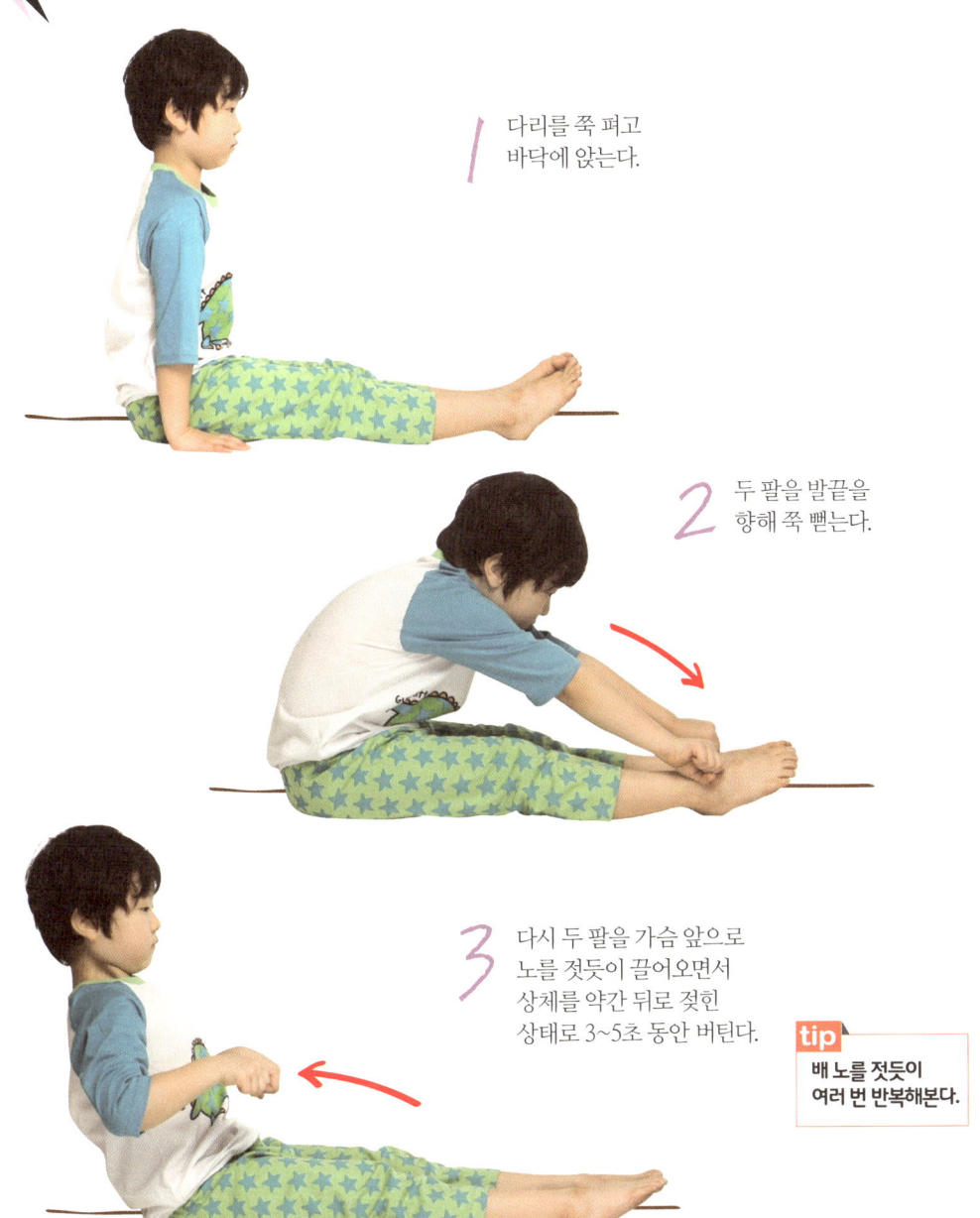

1. 다리를 쭉 펴고 바닥에 앉는다.

2. 두 팔을 발끝을 향해 쭉 뻗는다.

3. 다시 두 팔을 가슴 앞으로 노를 젓듯이 끌어오면서 상체를 약간 뒤로 젖힌 상태로 3~5초 동안 버틴다.

tip 배 노를 젓듯이 여러 번 반복해본다.

타 : 타조

Point 다리의 힘을 길러주고 균형감각을 키워줘요.

Play 타조처럼 멋지게 균형 잡기 해봐요.

스스로 확인하기 꾹!

Let's together! 혼자서도 잘해요!

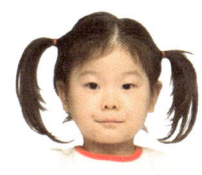

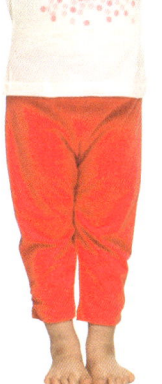

1 바르게 서서 양팔을 옆으로 벌린다.

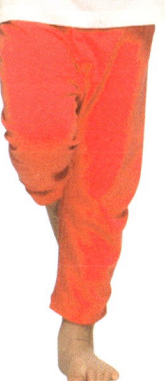

2 한쪽 다리를 구부린 채 무릎까지 들어올려 5~10초 동안 버틴다.

tip 발을 번갈아 가며 중심잡기를 실시해요~

파 : 파랑새

Point 어깨와 팔의 힘을 길러줘요.

Play 한 마리 예쁜 파랑새가 되어봐요.

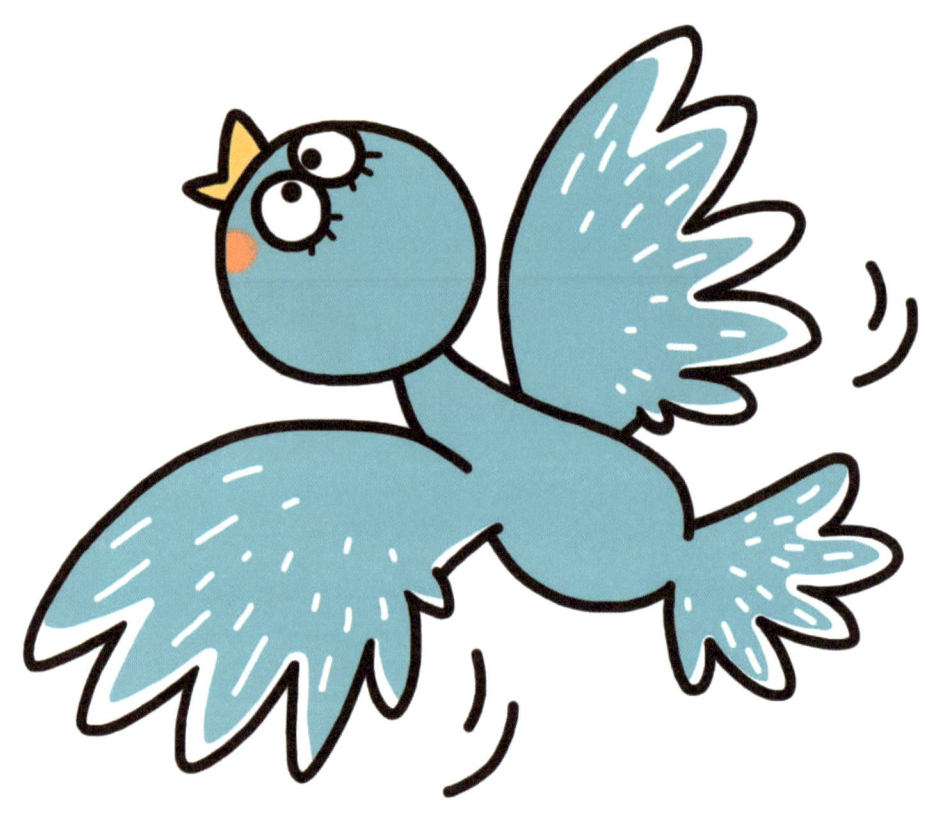

스스로 확인하기 꾹!

Let's together! 혼자서도 잘해요!

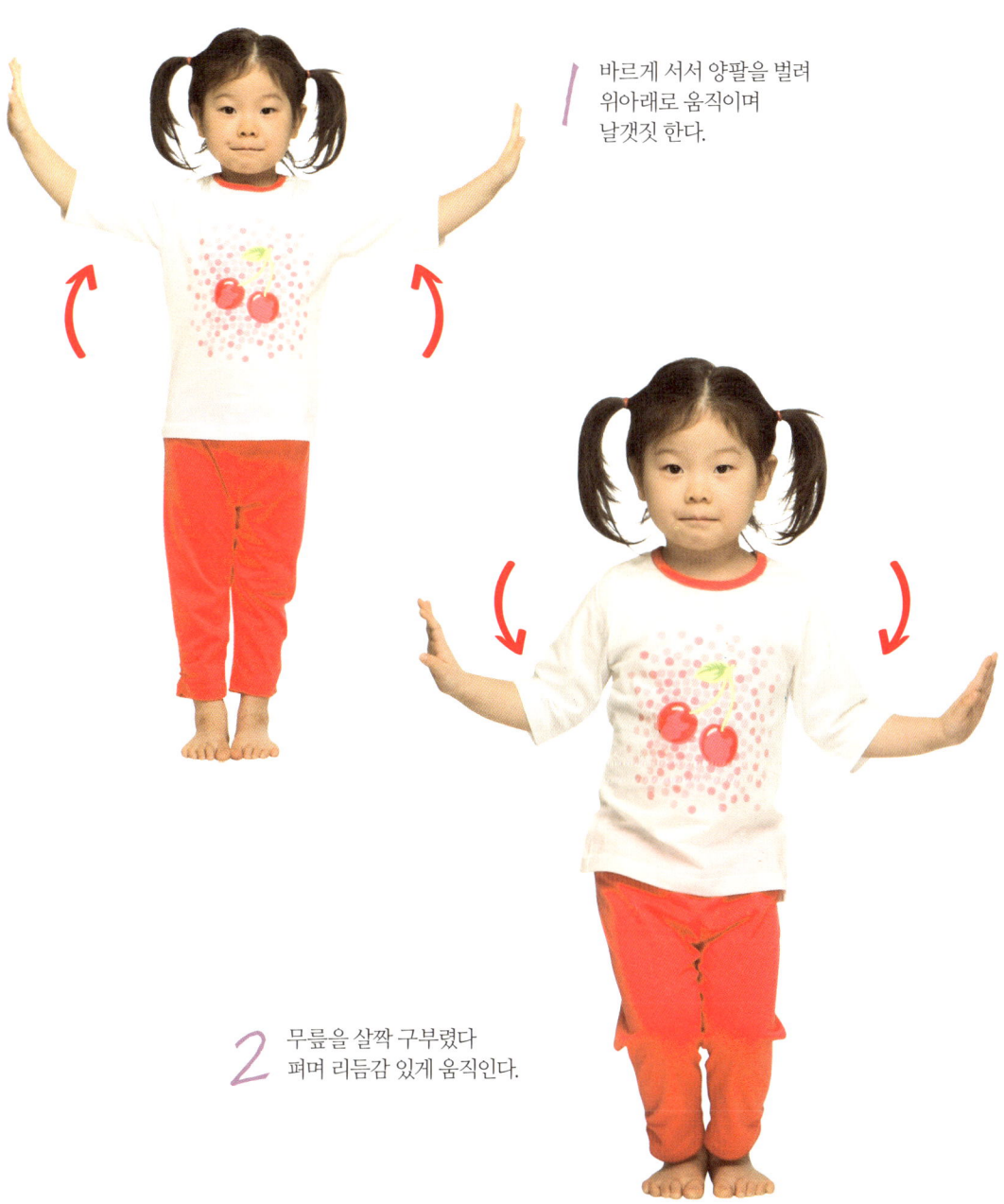

1 바르게 서서 양팔을 벌려 위아래로 움직이며 날갯짓 한다.

2 무릎을 살짝 구부렸다 펴며 리듬감 있게 움직인다.

하 : 하키

Point 팔다리 라인을 예쁘게 만들어주고 허리를 튼튼하게 해줘요.

Play 하키할 때 스틱을 잡고 움직이는 모습을 표현해봐요.

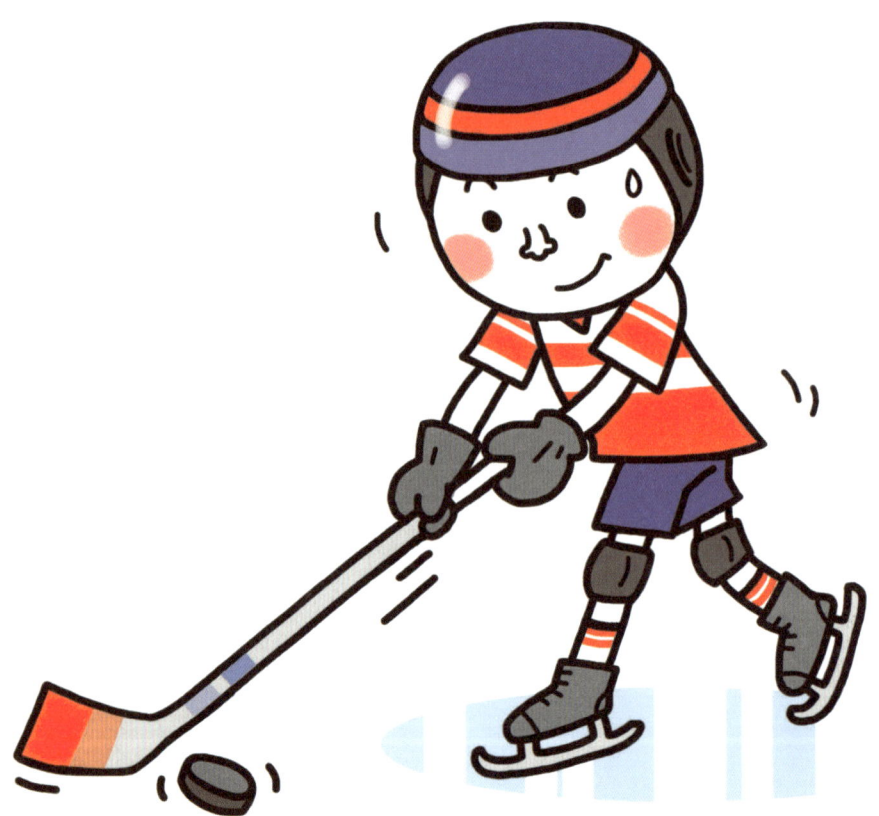

스스로 확인하기 꾹!

Let's together!

혼자서도 잘해요!

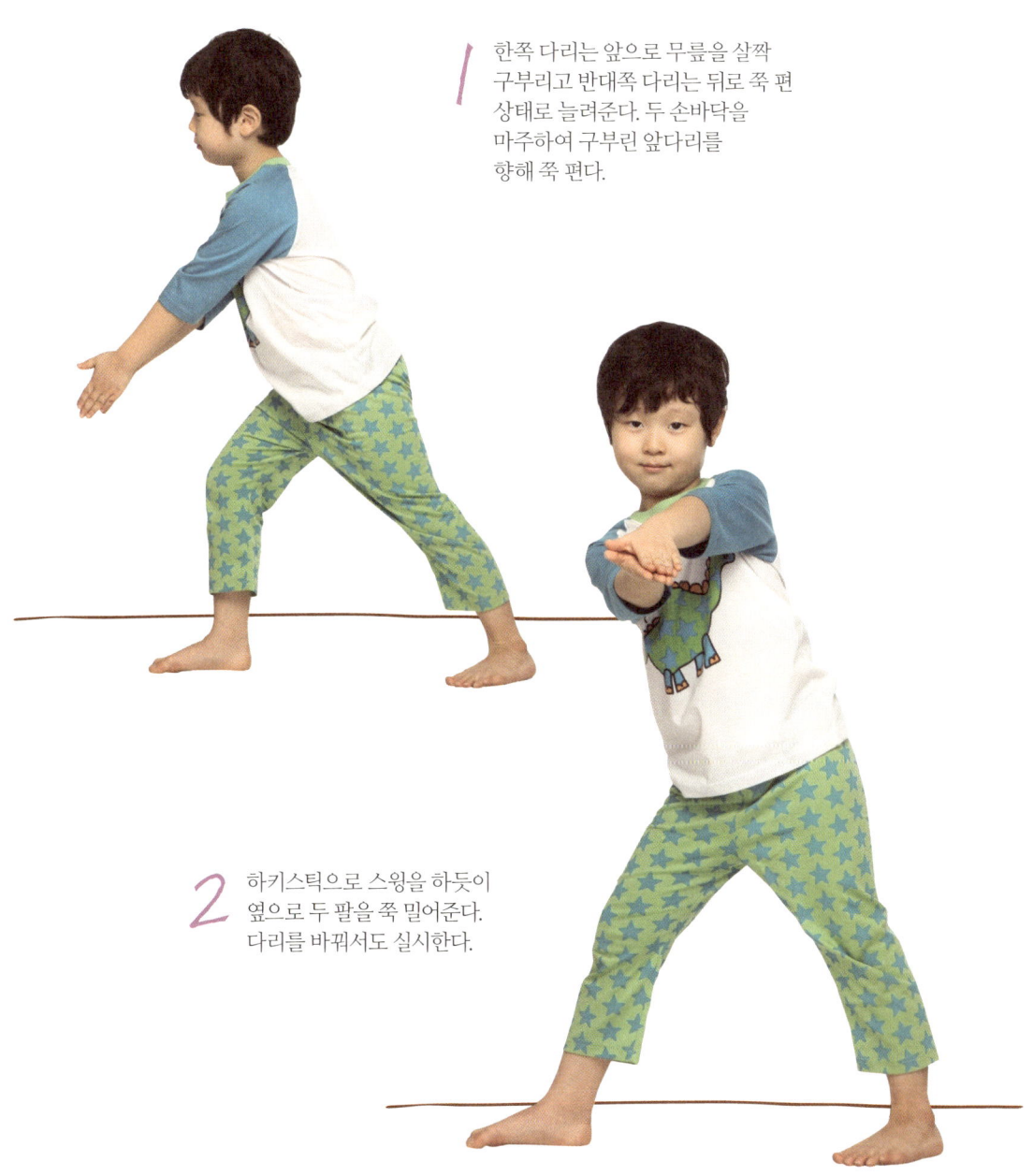

1. 한쪽 다리는 앞으로 무릎을 살짝 구부리고 반대쪽 다리는 뒤로 쭉 편 상태로 늘려준다. 두 손바닥을 마주하여 구부린 앞다리를 향해 쭉 편다.

2. 하키스틱으로 스윙을 하듯이 옆으로 두 팔을 쭉 밀어준다. 다리를 바꿔서도 실시한다.

Epilogue

엄마의 사랑으로
크는 아이들

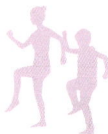

우리는 좋은 것이든 나쁜 것이든, 무조건 1등이어야 관심을 가져주는 랭킹 문화에 익숙해져 있다. 하다못해 '내가 좋아하는 걸그룹 멤버의 인지도가 몇 위일까?', '내가 좋아하는 TV 프로그램의 시청률은 몇 위일까?' 등 우리는 기준이 모호한 랭킹에 크게 연연해한다.

OECD 가입 국가 중 15~18세 소아비만율 세계 1위
대한민국 엄마들의 교육 키워드 1위 '키 성장'

아이를 둔 맘스족에게 가장 핫한 랭킹 관심사는 무엇일까? 육아교육에 있어서 다년간 교육 키워드 부동의 1위를 고수해 오던 '영어'를 제치고 엄마들의 관심을 한 몸에 받고 있는 것이 있으니, 그것이 바로 '키'이다. 그 이유는 무엇일까?

요즘 심각한 사회문제로 떠오르고 있는 청소년 '왕따' 문제만 봐도 알 수 있다. 아이들에게 왕따를 시키는 원인을 물으니 '키가 작아서', '뚱뚱해서' 등의 대부분 외모 문제를 언급하였다. 또한 입사 면접에 있어서도 훤칠한 키와 외모가 플러스 요인이 되기에 성형외과를 찾는 젊은이들도 많아졌다. 그래서인지 엄마들에게 아이들의 '키'는 유창한 영어실력만큼이나 중요하게 되었다. 키 성장 클리닉, 성장을 위한 주사 및 다양한 영양제, 키 크는 음식, 키 크는 체조 등 내 아이의 1cm를 위

해 엄마들은 항상 최선의 방법을 찾는다. 그러나 가장 중요한 사실은 받아들이는 아이의 입장을 얼마나 고려하고 있는가 하는 점이다.

한국 엄마들의 사랑 표현은 언제나 일방적이다. 아이들이 진짜 원하는 것이 무엇인지를 제대로 알지 못한 채 엄마들의 판단만으로 아이들을 훈육한다. 그러나 '하기 싫은 것'에 대한 거부감이 스트레스로 다가올 때 쌓여가는 스트레스만큼이나 아이들의 성장을 지연시키므로 엄마들은 이를 간과해선 안 된다.

아이들의 눈에서 관심사를 바라봐주는 것, 무엇이든 시키지만 말고 함께 해주는 것, 열 번의 대화 중 적어도 다섯 번은 따뜻하게 눈을 맞춰주는 것, 질책보다는 칭찬과 따뜻한 포옹으로 안아주는 것, 가르치려고만 하지 말고 아이의 의견을 적극적으로 물어봐주는 것 등 사소하지만 실천하기 어려운 이런 것들이 실제 아이들의 성장에 큰 시너지를 불러올 수 있음을 알아야 한다. 이러한 의미에서 이 책은 내 아이의 올바르고 건강한 성장을 위해 엄마의 역할을 알려주고 함께 유대감을 가지고 운동할 수 있도록 가이드라인을 제시하고 있다. 설령 그 운동 방법을 제대로 구사하지 못했다 하더라도 아이와 손을 마주잡고 두 눈을 마주보며 함께 무언가를 하고 있는 순간, 행복 엔도르핀만큼이나 내 아이의 키가 자라고 있다는 사실을 항상 기억해두자.

최윤희

키가 쑥쑥 살이 쏙쏙 내 아이 건강 프로젝트
키 크는 스트레칭

1판 1쇄 인쇄 2012년 5월 10일
1판 1쇄 발행 2012년 5월 15일

지은이 최민희·최윤희
펴낸이 고영수

편집이사 조병철 | **기획편집** 장선희 양춘미 | **디자인** 문예진
경영기획 고병욱 | **외서기획** 주민숙 | **제작** 김기창
총무 문준기 노재경 조은진 | **관리** 주동은 조재언 김육기

펴낸곳 청림Life | 출판등록 제2010-000315호
주소 135-816 서울시 강남구 도산대로 남25길 11번지(논현동 63)
　　　413-756 경기도 파주시 교하읍 문발리 파주출판도시 518-6번지 청림아트스페이스
전화 02)546-4341 | **팩스** 02)546-8053
홈페이지 www.chungrim.com | **이메일** life@chungrim.com
블로그 cr_life.blog.me | **페이스북** www.facebook.com/chungrimlife | **트위터** @chungrimlife

ⓒ 최민희·최윤희, 2012

이 책은 저작권법에 따라 보호를 받는 저작물이므로 무단 전재와 무단 복제를 금지하며,
이 책 내용의 전부 또는 일부를 이용하려면 반드시 저작권자와 청림Life의 서면 동의를 받아야 합니다.

일러스트 이명선 | **어린이 모델** 김재원 김다원 | **포토** 필립(Seven point)

ISBN 978-89-97195-13-8 (13690)

* 책값은 뒤표지에 있습니다. 잘못된 책은 바꾸어 드립니다.
* 청림Life는 청림출판㈜의 논픽션·실용도서 전문 브랜드입니다.